Dr. Thomas Kroiss

Heilerfolge bei Hautproblemen

Dr. Thomas Kroiss

Heilerfolge bei Hautproblemen

Hilfe, die heute schon möglich ist

mowe verlag

CIP-Kurztitelaufnahme der Deutschen Bibliothek
Kroiss, Dr. Thomas
Heilerfolge bei Hautproblemen
2. Auflage
Idstein, Möwe-Verlag, 1992
ISBN: 3-925127-12-7
1. Auflage September 1990
2. Auflage März 1992

Der Verfasser gibt keine medizinischen Ratschläge und verordnet auch keine Diät als Behandlungsform für Krankheiten. Es liegt nicht in der Absicht des Verfassers, Diagnosen zu stellen oder Therapien zu verordnen. Die Zielsetzung besteht lediglich darin, Informationen auf dem gesundheitlichen Sektor anzubieten und die Zusammenarbeit mit Ihrem Arzt zu unterstützen. Dieses Buch stellt keinen Ersatz für die ärztliche Behandlung dar.

Satz und Druck:	OIRO CONCEPT, Berner Straße 91-95, 6000 Frankfurt a. M. 50
Cover:	Julia Beltz
Layout:	Christian Müller
Illustrationen:	Julia Beltz
Redaktionelle Mitarbeit:	Hermann Keppler, Hildegard Lessner, Marion Pfeffer, Helene Schultz, Ha. A. Mehler
ISBN:	3-925127-12-7

Inhalt

Einführung

Jahre runzeln die Haut, aber den Enthusiasmus aufgeben runzelt die Seele.

Albert Schweitzer,
Arzt und Theologe (1875 – 1965)

Erlauben Sie mir, mit einem Glaubensbekenntnis zu beginnen: Dieses Buch ist für *Sie* geschrieben, den Betroffenen, den Patienten, den medizinischen Laien – und zwar in einer Sprache, die sich absichtlich nicht komplizierter Ausdrücke befleißigt: Ich habe mich bemüht, ein Vokabular zu benutzen, das verständlich ist.

Tatsächlich existiert heute kaum ein Fachgebiet, das mit so viel vermeintlich hochwissenschaftlichem, oft aber nur unnötig verwirrendem, ja einschüchterndem Vokabular überfrachtet ist wie die Medizin. Es gibt heute wenigstens 50000 bis 60000 Grundbegriffe in der Medizin – von Spezialgebieten ganz abgesehen. Allein auf dem Gebiet der Hautkrankheiten existieren mindestens 17000 weitere Fachausdrücke, wobei der Wortschatz einem stetigen Wandel unterliegt. Etwa 90 Prozent der Fachausdrücke sind jedoch fachlich und sachlich überflüssig. Aber sie haben einen Nebeneffekt: Der Patient kann sie nicht mehr verstehen, auch wenn er über eine gewisse Vorbildung verfügt, obwohl die Materie – vernünftig dargestellt – auch Laien zugänglich ist.

Dieses Buch ist also für den Patienten geschrieben, den Betroffenen, der sich einlesen und der selbst etwas unternehmen will. Im übrigen ist es meine Ansicht, daß wir Ärzte, wenn wir es ehrlich meinen, den Patienten miteinbeziehen müssen, daß wir ihn teilhaben und verstehen lassen sollten – ganz einfach weil dadurch die Heilchancen ungleich höher sind. Dies ist jedoch nur möglich, wenn zunächst wir

Ärzte damit beginnen, unnötiges Fachvokabular zu vermeiden bzw. schwerverständliche Ausdrücke sofort zu definieren und zu erklären, so daß der Patient Entscheidungen nachvollziehen und sich selbst ein Urteil bilden kann. In diesem Sinne habe ich in diesem Buch auf eine wissenschaftliche Ausdrucksweise verzichtet und statt dessen die Umgangssprache benutzt, damit die Verständlichkeit nicht auf der Strecke bleibt. Wann immer möglich, sind erklärende Zeichnungen eingefügt, die die Grundprinzipien verdeutlichen helfen.

Notwendig ist eine verständliche Darstellung schon deshalb, weil heute immer mehr Menschen Probleme mit der Haut haben. Vor zehn Jahren war es vielleicht jeder achte Patient, der wegen einer Erkrankung der Haut meine Praxis aufsuchte, heute ist es jeder dritte! Statistisch ist die Verbreitung von Hautkrankheiten trotz aller Bemühungen noch nicht ausreichend erfaßt: Fachleute schätzen jedoch, daß mehr als drei Millionen Menschen in der Bundesrepublik Deutschland an solchen Erkrankungen leiden. Es wird angenommen, daß bis zu zehn Prozent der Kinder unter fünf Jahren von krankhaften Hautveränderungen betroffen sind. Ähnlich ist es in Österreich. Ohne Übertreibung kann man von einer immensen Zunahme der Hautproblematik sprechen. In dieser Beurteilung stimme ich mit vielen Experten – Schulmedizinern und Naturheilkundlern – überein.

Damit sind wir bei einem weiteren Stichwort: Nach meiner Ansicht besitzt der Patient ein Anrecht darauf, sich eine persönliche Meinung zu bilden – auch und gerade was den Streit zwischen Schulmedizin und Naturheilkunde anbelangt. Der Patient, der wegen seiner Hauterkrankung verschiedene Ärzte konsultiert, sieht sich einer Vielzahl von Meinungen gegenüber, die sich oft noch widersprechen. Um eine Entscheidung treffen, um die für seine Persönlichkeit beste Lösung auswählen zu können, muß er wissen, worum es geht. Tatsächlich hat Heilung auch etwas mit medizinischer Philosophie und persönlicher Sichtweise zu tun. Der

Patient steht gewöhnlich relativ hilflos zwischen zwei Lagern, der Naturheilkunde einerseits und der Schulmedizin andererseits, deren Vertreter sich zum Teil bis aufs äußerste bekämpfen.

Bei dieser Auseinandersetzung geht es nicht zuletzt um einen gigantischen Markt. Die Milliardenumsätze der Pharmaindustrie stehen hierbei ebenso zur Diskussion wie die Honorare der Ärzte. Inmitten all dieses Gerangels ist der Patient vielen Informationen ausgeliefert, die durch die Interessen einzelner Gruppen geprägt sind. Für ihn ist es indes unumgänglich, sich eine eigene Meinung zu bilden.

In diesem Sinne ist es für den Patienten empfehlenswert, sich zunächst ein Grundlagenwissen anzueignen, bevor er sich um Diagnose und Therapie seiner Krankheit bemüht. Jeder Betroffene sollte wissen, daß die Medizin weit davon entfernt ist, eine objektive Wissenschaft zu sein. Sie läßt sich vielmehr als eine Vielzahl verschiedener Schulen beschreiben, deren Vertreter sich z.T. vehement widersprechen. Bei der Medizin handelt es sich also nicht um ein unbestechliches, einfaches, gradliniges Fachgebiet, das auf Axiomen basiert, d.h. auf Grundsätzen, die nicht mehr bewiesen werden müssen. Tatsächlich bekämpfen sich die Verfechter einzelner medizinischer Theorien bisweilen rückhaltloser als Politiker.

All dies bedeutet nicht, daß in einzelnen Teildisziplinen nicht erstaunliche Ergebnisse erzielt werden können. Es bedeutet ferner keine Abqualifikation des einzelnen Arztes – welcher Schule er auch immer anhängt. Es bedeutet nur, daß der mündige Patient nicht der Verantwortung enthoben ist, zumindest die Grundlagen zu kennen, auf denen der einzelne Arzt operiert.

Die Therapiemöglichkeiten für Hauterkrankungen sind heute zahlreich, und es sei an dieser Stelle ausdrücklich darauf hingewiesen, daß die Heilchancen mittlerweile außerordentlich hoch sind – wenn, ja wenn die richtige Diagnose gestellt wird. Es gibt heute höhere Heilchancen bei Allergien ebenso wie bei Pilzen oder Ekzemen; Neurodermitis ist keine Krankheit mehr mit sieben Siegeln, und auch Psoriasis oder Akne kann man mittlerweile höchst wirksam zu Leibe rücken.

Im übrigen ist es von Bedeutung, all diese Krankheitserscheinungen einmal in eine Ordnung zu bringen, so daß der Patient selbst sehen und beurteilen kann, wo er steht.

Außerdem werden Hautprobleme oft von psychischen Faktoren beeinflußt, die meines Erachtens mittlerweile ein zentrales Thema darstellen. Sie können sich also als Patient dem Thema auch noch von einer anderen Seite nähern, wobei soviel vorausgeschickt werden darf, daß auch hier heute erstaunliche Möglichkeiten gegeben sind.

Damit stehen *Sie* als Patient im Mittelpunkt der Betrachtung. Und nur um Sie geht es letztendlich, auch und besonders darum, was Sie meinen und für richtig halten. Meine Idealvorstellung ist ein Patient, der auf grundlegende Mechanismen aufmerksam geworden ist und ein wirkliches Verständnis gewonnen hat von diesen manchmal heimtückischen, quälenden und juckenden, auf jeden Fall aber lästigen und überflüssigen Problemen – den Hautkrankheiten.

Dazu sollen die folgenden Seiten einen kleinen Beitrag leisten. Wenn es mir in diesem Sinne gelingt, mit Ihnen ganz persönlich ins Gespräch zu kommen, wenn ich ein wenig von diesem einfachen, aber grundlegenden Know-how vermitteln kann, so hätte dieses Buch sein Ziel erreicht.

Dr. Thomas G. Kroiss
Wien, im Frühjahr 1990

Kleine Geschichte der Hautmedizin

Verstehen kann nur, wer das Falsche vom Wahren trennt.
Anonym

Der folgende Überblick über die Entwicklung der Hautmedizin soll es dem Leser erleichtern, sich ein Urteil über diese Disziplin zu bilden. Vor allem geht es darum, Erkenntnisse über die eigene philosophische Sicht der Medizin zu gewinnen.

Schon vor Tausenden von Jahren haben Spezialkenntnisse über die verschiedenen Hautkrankheiten und (bis zu einem gewissen Grade) deren Behandlung existiert. Die Mannigfaltigkeit der schätzungsweise mehr als tausend Hautkrankheiten sowie die Ähnlichkeit vieler Symptome setzten der Heilkunst im Altertum indes gewisse Grenzen.

Vermutlich gab es bereits bei den Urvölkern medizinisches Fachwissen. Die Heilmethoden der Naturvölker – aus deren Lebensweise sich Rückschlüsse auf die Urvölker ziehen lassen – sahen offenbar wie folgt aus: Bei einem gewissen Unwohlsein wurden zunächst Hausmittel, wie wir sie auch heute kennen, angewendet. Erst wenn diese nicht halfen, deklarierte man das Unwohlsein als Krankheit und suchte die Hilfe eines erfahrenen Medizinmannes, unter Umständen auch die unterschiedlicher Experten. Der Medizinmann ließ sich zunächst im Rahmen der Heilungszeremonie von dem Patienten den Hergang des Krankheitsverlaufs schildern. Man nahm an, daß Krankheiten durch den Verstoß gegen religiöse und soziale Gesetze entstünden. Heute hat sich die Erkenntnis etabliert, daß tatsächlich „Sünden“, d.h. das Vergehen gegen die Moralvorschriften der Gesellschaft, Krankheiten hervorrufen können.

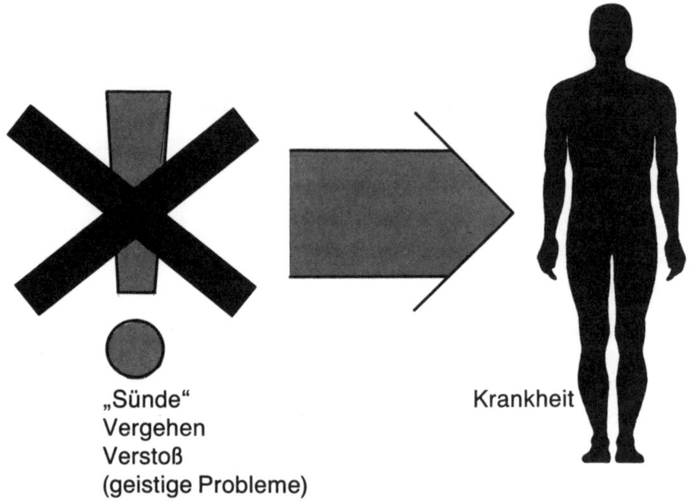

Festzuhalten bleibt, daß bei jenen Völkern ein gänzlich anderer Krankheitsbegriff existierte: Nach den Ursachen von Krankheiten wurde in der Psyche des Patienten und seinem Verhalten in der Gemeinschaft geforscht. Ohne Zweifel führte dieses Verständnis zu gewissen Heilerfolgen, so daß man sich damit für lange Zeit zufriedengab.

Erste handfeste Kenntnisse in der Hautmedizin lassen sich bis auf die Sumerer in das 2. Jahrtausend v. Chr. zurückverfolgen, als deren kulturelle Erben die Assyrer und Babylonier angesehen werden können. In der berühmten Bibliothek König Assurbanipal-Sardanapals (665 bis 626 v. Chr.) befinden sich Tontafeln, auf denen medizinische Aufzeichnungen, darunter einige Namen von Hautkrankheiten und ein Rezept, entdeckt wurden. Sie enthalten zugleich Zaubersprüche, stellen also ebenfalls einen Zusammenhang zwischen Krankheit und geistig-religiösen Aspekten her.

Auf mesopotamischen Tafeln wurden Informationen über die Geschlechtskrankheit Gonorrhöe (Tripper) und deren Behandlung mit Katheter (Röhrchen zum Einführen in die Harnblase) gefunden. Auch Hygieneregeln waren weit verbreitet. „Bewunderungswürdige Abwässersysteme und selbst 4000 Jahre alte Wasserklosetts wurden von Archäologen ausgegraben", wie H. Ackerknecht in seiner *Geschichte der Medizin* berichtet.

Dies deutet auf einen Wechsel der medizinischen Gesichtspunkte hin. Das Interesse verlagert sich von dem religiös-psychischen Aspekt auf den Körper: Nicht mehr nur den Göttern und den Sünden wurde die Schuld an einer Krankheit zugeschrieben; man begann nun auch, den betroffenen Körperteil zu behandeln.

In Indien waren ebenfalls schon früh Heilmittel gegen Geschlechtskrankheiten bekannt. Ebenso gab es detaillierte Krankheitsbezeichnungen und eine differenzierte Arzneimittelliste. So wurde gegen Lepra Eisen verschrieben und eine Diät angeordnet, wenn auch diese schwere Krankheit damit nicht besiegt werden konnte. Zum Schutze der übrigen Bevölkerung wurden Leprakranke isoliert. Als Auslöser von Erkrankungen galten aber vor allem religiöse Verfehlungen bzw. das Karma, das vorherbestimmte Schicksal eines Menschen.

Reiche Informationen über die Medizin finden sich auch in ägyptischen Schriftrollen. Die alten Ägypter wiesen jedem Körperglied eine bestimmte Gottheit zu, die Krankheiten verursachen und heilen konnte. Bereits 2900 v. Chr. begegnen wir erstmals einem Arzt; sein Name war Imhotep, er war ein Wesir des Pharaos. In Imhoteps Tempeln schliefen kranke Menschen, die sich dadurch Heilung und Offenbarung erhofften. Dieser Tempelschlaf, auch Inkubation genannt, diente später auch anderen Völkern als übernatürliche Therapie. Damit blieben die alten Ägypter ebenfalls weitgehend dem religiösen Aspekt der Krankheiten verhaftet, wenn auch ein höchst bemerkenswerter Papyrusfund, der eine Art medizinisches Handbuch darstellt, beweist, daß neben übersinnlichen Aspekten andere Diagnosen und Therapien kultiviert wurden. Dieser Papyrus beginnt mit Beschwörungsformeln und listet danach systematisch die verschiedensten Krankheiten auf, u.a. auch Hautkrankheiten. Mehr als 876 Rezepte für Arzneimittel aus 500 Substanzen sind darin aufgeführt.

Spektakuläre Neuerungen in der Medizingeschichte wurden schließlich von den Griechen eingeführt. Während die frühen Griechen noch Apollo als den Gott der Krankheit und Heilung verehrten und bei den Priestern auf Hilfe zur Genesung hofften, trat im 5. Jahrhundert v. Chr. der Arzt an deren Stelle. Zu Ruhm und Ansehen gelangte der Arzt Hippokrates von Kos (460 bis 377 v. Chr.), der nicht mehr als Priester, sondern eher als ein geachteter Handwerker angesehen wurde. Er verbannte religiöse und magische Elemente aus dem Bereich der Medizin und setzte auf die Beobachtung des Kranken. In seinem *Corpus hippocraticum,* einer 72bändigen Schriftensammlung, erwähnt dieser Arzt auch viele Hautkrankheiten, deren Namen bis heute beibehalten wurden. Hippokrates verfocht u.a. hygienische Prinzipien und verschrieb offenbar höchst erfolgreich die heute noch gebräuchlichen Heilbäder.

Nach dem Tod Alexanders des Großen 323 v. Chr. und der Machtübernahme durch Ptolemäus I. Soter in Ägypten gingen die Prinzipien der griechischen und der ägyptischen Heilkunde eine Synthese ein. Der römische Arzt griechischer Herkunft Galen (ca. 129 bis 199 n. Chr.) avancierte durch sein Werk in der Folge zum „Imperator der Medizin". Seine Werke beeinflußten noch zwölf Jahrhunderte nach seiner Zeit die Heilkunst. Hinsichtlich Hautkrankheiten verfaßte er unter anderem die Abhandlung *Über die krankhaften Tumoren.* Außerdem erstellte er ein Verzeichnis der damaligen offiziellen Arzneimittel mit Vorschriften für ihre Zubereitung, Beschaffenheit, Aufbewahrung und Anwendung.

Ein weiterer Römer sollte genannt werden: der Schriftsteller Aulus Cornelius Celsus. Er verfaßte im 1. Jahrhundert n. Chr. eine Enzyklopädie, welche eine Zusammenfassung der Werke eines Leibarztes des Kaisers Tiberius darstellt. Celsus beschrieb in dieser Enzyklopädie manche Hautkrankheiten so exakt, daß man diesen Krankheiten später seinen Namen gab.

Ferner sei der römische Schriftsteller Plinius (39 bis 79 n. Chr.) erwähnt, der in seiner *Historia naturalis* den Stand der damaligen Naturwissenschaften festhielt. Auch er benannte eine ganze Reihe von Hautkrankheiten, wobei er sich hier besonders für die Elephantiasis (unförmige Anschwellung einzelner Körperteile) und die Lepra interessierte. Über die Lepra führte er aus, daß sie aus Ägypten importiert worden sei.

Im Oströmischen Reich (Byzanz), das von 395 bis 1453 Bestand hatte, machten sich Ärzte wie Oribasios und Paulus von Aegina um die Heilkunst verdient. Sie trugen zum Erhalt alter Texte bei und bauten damit eine Brücke zwischen der griechischen und der arabischen, ja schließlich sogar der europäischen Medizin.

Im Weströmischen Reich bemühte man sich lediglich in den Klöstern um die Kranken. Pflegerisch tätige Nonnen und Mönche richteten Krankensäle, sogenannte Infirmarien, ein, in denen vornehmlich Fremde und Pilger behandelt wurden. Auf diese Weise sammelte man zahlreiche Erfahrungen über den Verlauf bestimmter Krankheiten und deren Therapiemöglichkeiten. Krankheit galt in der klösterlichen Medizin jedoch weiterhin vor allem als Strafe für begangene Sünden.

Kirchliche und weltliche Ärzte gründeten im 9. Jahrhundert gemeinsam die erste medizinische Akademie in der süditalienischen Stadt Salerno. Aus dieser Ärzteschule ging später die erste medizinische Fakultät hervor.

Eine bedeutsame Rolle in der Geschichte der Hautmedizin spielte u.a. auch Hildegard von Bingen (1093 bis 1179), Äbtissin eines Benediktiner-Klosters bei Bingen am Rhein. Aus ihren Manuskripten lassen sich bereits die Anfänge der Pflanzenheilkunde ablesen. Es ist dokumentiert, daß sie lateinische und deutsche Bezeichnungen für Hautkrankheiten

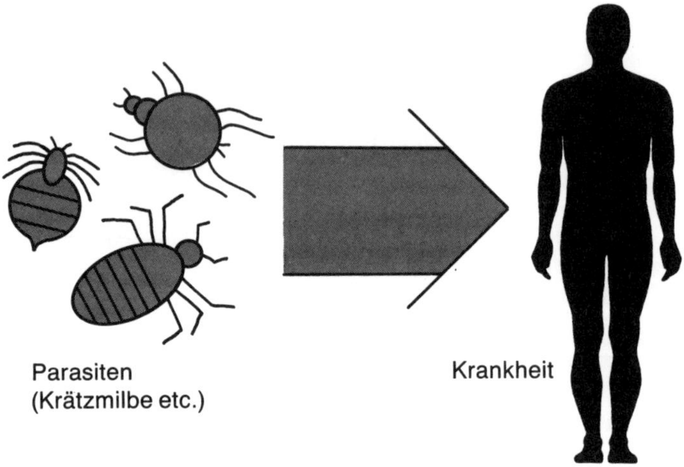

verwendete und ein Tierchen als Ursache für die Krätze, eine damals verbreitete Hautkrankheit, verantwortlich machte. Damit war ein vollständig neuer Gesichtspunkt gewonnen.

Krankheit wurde nicht mehr ausschließlich auf göttliche oder sündhafte Ereignisse zurückgeführt. Es handelte sich unter medizinischen Gesichtspunkten um eine kleine Revolution im deutschen Raum. (Die Araber hatten schon im 11. Jahrhundert das Ungeziefer im Zusammenhang mit der Krätze entdeckt.) Damit begann eine Renaissance der Medizin und der Wissenschaften. Beobachtung wurde erneut großgeschrieben, und die Dermatologie (Lehre von den Hautkrankheiten) machte beträchtliche Fortschritte. Bemerkenswert ist, daß einfache Männer der Praxis die Medizin vorantrieben. Hans von Gersdorff aus dem Niederelsaß ist in diesem Kontext zu nennen, der in seinem *Feldtbuch der Wundtarzney* (1517 in Straßburg gedruckt) einiges zu Hautkrankheiten und deren Behandlung ausführte, oder auch Ambroise Paré, der dermatologische Abhandlungen u.a. über die Lepra, Kopfflechten und Haarausfall verfaßte.

Während noch im Mittelalter Reinlichkeit als wichtige Voraussetzung für die Vorsorge gegen Krankheiten galt, vergaß man diese Tugend während der Renaissance gänzlich. Schön und schmutzig, das heißt schön schmutzig, sahen die Kulturzentren Europas aus. Die feinen Damen der Gesellschaft trugen kunstvoll gestaltete Kämme in den Haaren, mit denen sie auch ihre durch Ungezieferbisse gereizte Kopfhaut kratzen konnten. Unter den wunderschönen geschwungenen Reifröcken hingen kleine Säckchen mit Tierblut, die die winzigen Plagegeister von der Haut fernhalten sollten.

Fracastorius (1484 bis 1553), ein Arzt aus Verona, behauptete schließlich, daß ansteckende Krankheiten von Keimen übertragen würden – obwohl ihm noch kein Mikroskop zur Verfügung stand. Er stellte in einem 1546 geschriebenen Buch als erster die folgerichtige wissenschaftliche Theorie von übertragbaren Krankheiten auf, die schließlich durch die Entdeckungen der Bakteriologen im 19. Jahrhundert bestätigt wurde. „Aus seinen eigenen Beobachtungen und den Beschreibungen anderer schloß er, daß die epidemischen Krankheiten durch kleine Keime, die die Kraft besaßen, sich im Körper des Kranken zu vermehren, hervorgerufen wurden. Er glaubte, daß diese Keime entweder direkt von Person zu Person verbreitet wurden, oder (...) durch Gegenstände, die durch infektiöses Material verunreinigt waren. Er machte diese Keime für bestimmte epidemische Krankheiten verantwortlich." (Ackerknecht, *Geschichte der Medizin,* S. 84.) Es handelte sich bei diesen Überlegungen also abermals um eine neue Betrachtungsweise.

Das um 1590 entwickelte Mikroskop machte dann enorme Fortschritte in der medizinischen und dermatologischen Forschung möglich. Niels Stensen (1638 bis 1686) entdeckte die Schweißdrüsen. Marcello Malpighi (1628 bis 1694), Professor in Pisa, Bologna und Rom, konnte das Vorhandensein bestimmter Hautpapillen (warzenförmige Erhebungen der Haut) nachweisen, die Abraham Vater (1684 bis 1751) aus Wittenberg später als Sitz des Tastsinns identifizierte. Malpighi erforschte außerdem die Hautatmung. Und durch die beiden Deutschen Hauptmann und Ettmüller wurde 1657 mit Hilfe des Mikroskops die Krätzmilbe (wieder) entdeckt.

Weitere Forschungsergebnisse folgten: Der in Montpellier geborene Jean Astruc (1684 bis 1766) schrieb eine Abhandlung über Tumoren und Geschwüre. Er bewies außerdem, daß es sich bei der Akne um eine Erkrankung der Haarbalgdrüsen handelt. Paul Gottlieb Werlhof arbeitete über die nach ihm benannte Werlhofsche Krankheit, die sich im Auftreten von Blutflecken und Blutergüssen ohne ersichtlichen Grund und ohne Veränderung des Allgemeinzustandes zeigt. Und Joseph Jakob Plenck (1738 bis 1807), ein gebürtiger Ungar und Professor in Wien, suchte Ordnung in das Gebiet der Hautkrankheiten zu bringen, indem er 1776 ein neues System vorschlug. Plenck unterschied exakt zwischen den Rubriken Flecken, Pusteln, Blasen, Bläschen, Schorf, Papeln, Schuppen, Schwielen, Wunden, Hautinsekten, Gewächse, Geschwüre und Krankheiten der Nägel. Der Professor genoß später den Ruf, das Alphabet der dermatologischen Fachsprache geschaffen und die Lehre von den Hautkrankheiten zumindest mitbegründet zu haben.

Anne Charles Lorry (1726 bis 1783) schließlich sah die Haut nicht nur als Hülle, sondern als selbständiges Organ, das mit den inneren Organen kommuniziert. Bei den Hautkrankheiten unterschied er zwischen Symptomen, die als Ausdruck innerer Abwehrmechanismen gegen schädliche Einflüsse zu sehen sind, und Krankheiten, die in der Haut selbst entstehen.

Als eigentlichen Begründer der Dermatologie darf man den Engländer Robert Willan (1757 bis 1812) bezeichnen, da er diverse Hautkrankheiten meisterhaft beschrieb und weitere Klassifizierungen von einzelnen Symptomen vornahm, die sein Schüler Thomas Bateman (1778 bis 1821) später vervollständigte.

In Frankreich leitete Jean-Louis Alibert (1766 bis 1837) die entscheidende Wende ein. 1802 lehrte er im Hospital Saint-Louis offiziell als Professor für Botanik und Therapeutik, beschäftigte sich jedoch zunehmend mit Hautkrankheiten und gründete eine Lehranstalt für Dermatologie. Nachdem die Milbe als Ursache für die Krätze wieder in Vergessenheit geraten war (zum dritten Mal!), beauftragte Alibert den Apotheker des Saint-Louis-Hospitals mit Nachforschungen in dieser Richtung. Das Ergebnis war wieder eindeutig: Als Erreger der Krätze konnte die Käsemilbe identifiziert werden. Aber erst im Jahre 1834 wurde die Milbe den Ärzten ein Begriff, als der Korse Simon Francois Renucci, ein Student Aliberts, im Beisein seines Lehrers solch ein Tierchen mit einer Nadel aus seiner Haut herauszog.

Die Entdeckung des parasitären Befalls der Haut gab der Dermatologie neue Impulse. Ferdinand Hebra (1816 bis 1880) vertrat als Fachmann für Dermatologie die Ansicht, daß in den Hautkrankheiten ausschließlich äußere Einwirkungen zum Ausdruck kommen; er glaubte nicht an innere Störungen.

Indem allerdings diese eine Erkenntnis zur Absolutheit erhoben wurde, kam die Ursachenforschung zunächst wieder ins Stocken.

Nachdem 1880 das erste Bakterium entdeckt worden war, erbrachten bakteriologische Forschungen auch für die Hautmedizin neue Erkenntnisse. Erwähnt sei in diesem Zusammenhang Louis Pasteur (1822 bis 1895), der nachwies, daß Mikroorganismen der Grund für die verschiedensten (Haut-) Krankheiten sein können.

In den folgenden Jahren wurden eine Reihe von Krankheitserregern entdeckt und so eine wichtige Voraussetzung für die Entwicklung von Heilmitteln geschaffen. Albert Neisser (1855 bis 1916) machte den Erreger der Gonorrhöe (Tripper) ausfindig. Fritz Schaudinn (1877 bis 1906) und Erich Hofmann (1968 bis 1959) fanden den Syphilis-Erreger. Karl Siegmund Credé (1819 bis 1892) entwickelte die nach

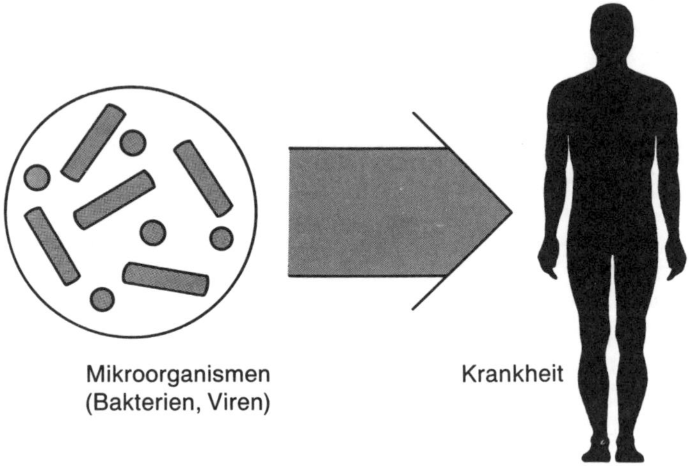

ihm benannte Credé-Prophylaxe, bei der Neugeborenen Silbernitratlösung in die Augen geträufelt wird, um sie vor Erblindung durch eine Gonorrhöe-Infektion zu schützen. Zahlreiche weitere Entdeckungen – vor allem in den Hochburgen der medizinischen Forschungen in Deutschland und Wien – ermöglichten feinere Differenzierungen in der serologischen, bakteriologischen und Pilz-Diagnostik.

Damit machte auch die Arzneimittelforschung beträchtliche Fortschritte: Endlich konnte Syphilis geheilt werden, denn die Entwicklung des Salvarsans durch Paul Ehrlich (1854 bis 1915) erwies sich als erfolgreich. Ursprünglich hieß dieses menschenrettende Mittel „606", denn es war die 606. Kombination, die er mit seinem japanischen Assistenten untersucht hatte. Später wurde das von Paul Ehrlich erfundene Mittel vom 1929 durch Sir Alexander Fleming entdeckten Penicillin abgelöst, das noch heute in den verschiedensten Antibiotika seine Wirkung nicht verfehlt. Vor allem fand es zur Behandlung der Geschlechtskrankheiten Verwendung.

Auch die Entwicklung der Röntgenstrahlen durch Wilhelm Konrad Röntgen (1845 bis 1922) stellt einen Meilenstein in der Geschichte der Medizin dar. Röntgenstrahlen wurden noch lange Jahre zur Behandlung zum Beispiel von Tuberkulose, Pilzkrankheiten und Ekzemen verwendet. Wie viele wirklich große Entdeckungen werden sie auch heute noch in der modernen Medizin vielfältig eingesetzt.

Erlauben Sie mir nun, die übrigen Stationen abzukürzen und nur stichpunktartig zu benennen.

Paul Gerson Unna (1850 bis 1929) verfaßte im Jahre 1894 die *Histopathologie der Haut,* wobei sich die Histopathologie als Lehre von den krankhaften Veränderungen der Gewebe bei Mensch, Tier und Pflanzen versteht. Ernest Henri Besnier (1831 bis 1909) prägte den Begriff der Biopsie (Gewebeentnahme).

Ein Meister seines Faches war auch Louis Brocq (1856 bis 1928). Die Beschreibung der angeborenen Erythrodermie sowie der Besnierschen Krankheit, beides allergische Hautkrankheiten, stammt von ihm.

Friedrich von Recklinghausen beschrieb eine Hautkrankheit mit Pigmentflecken und tumorartigen Ausbildungen und zeigte ihren nervösen Ursprung wie auch ihre Erblichkeit auf. Heute ist uns dieses Symptom als die Recklinghausensche Krankheit bekannt.

Aufgrund von Entdeckungen der beiden Forscher Richet und Portier (1903) wandte man sich zunehmend den Untersuchungen von Allergien zu.

In den Jahren um 1940 begann ein Umbruch in allgemeinmedizinischer sowie dermatologischer Hinsicht. Technische Fortschritte, wie z.B. das Elektronenmikroskop, neue Fachgebiete und die Immunologie, die Lehre von den Abwehrkräften, ermöglichten neue Einsichten.

Pautrier stellte Untersuchungen über bestimmte Hautgeschwülste an, woraufhin sein Interesse an den krankhaften Veränderungen des Bindegewebes erwachte. Daraufhin verfaßte er eine Abhandlung über die verschiedensten Bindegewebsкrankheiten. Man beschäftigte sich erstmals intensiv mit der Frage, ob ein solcher Prozeß eventuell mit dem Altern in Zusammenhang zu bringen sei.

Begriffe wie Autoimmunität und Autoaggression (gegen sich selbst gerichtete Reaktionen des Organismus) tauchten erstmals auf. Wieder handelte es sich um neue Betrachtungsweisen.

Dieser Aufzählung über die Entwicklung der Therapiemöglichkeiten ließen sich viele weitere Details hinzufügen. Damit ginge jedoch der Blick für die wirklich wichtigen Erkenntnisse verloren. Ziehen wir ein Resümee aus den vorangegangenen Stationen. Was ist für unser Problem, was ist für Ihr Problem und dessen Behandlung von Bedeutung?

- Es existierte zweifellos auch schon im Altertum wertvolles medizinisches Know-how, das bis heute seine Gültigkeit besitzt.
- Es gibt völlig unterschiedliche Gesichtspunkte in der Medizin, die z.T. weit voneinander entfernt sind.
- Immer wenn man nur einen dieser medizinischen Gesichtspunkte gelten läßt, gerät man in eine Sackgasse.

In der Neuzeit sind fabelhafte Entdeckungen und Fortschritte auf dem Gebiet der Hautmedizin gemacht worden, die in ihrer Bedeutung kaum überschätzt werden können. Im Sinne des Patienten darf man sie nicht leichtfertig vom Tisch wischen. Es existiert offenbar höchstes Spezialistentum, wenn auch teilweise schwer zugänglich, nicht systematisch geordnet, manchmal widersprüchlich und für den Patienten nicht immer leicht aufspürbar. Dennoch darf man diese Entdeckungen nicht ignorieren.

Obwohl kaum eine Disziplin eine derartige Expansion erlebt hat wie die Dermatologie, wiewohl es kaum ein Fachgebiet mit einem größeren wissenschaftlichen Wasserkopf gibt und obgleich das Wissen sich ständig vergrößert (nicht zuletzt, weil Millionen und Milliarden in die Forschung gepumpt werden), nimmt die Zahl der Patienten mit Hautkrankheiten ständig zu. Ist vielleicht wieder eine neue Betrachtungsweise notwendig? Die Menschen werden – trotz der fabelhaften medizinischen Fortschritte – ständig kränker.

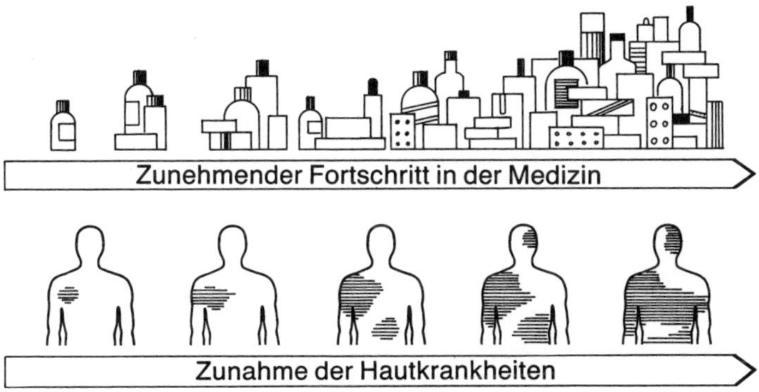

Bei all den begeisternden Forschungstaten, bei all dem Genie, das eingesetzt worden ist, und bei all dem echten Respekt, den man den Wissenschaftlern zollen muß, stellt dies ganz offenbar eine Diskrepanz dar.

Worin besteht die Lösung des Problems?

Die Schulmedizin oder Kranksein ist ungesund

Wissenschaft besitzt kein Copyright.

Anonym

Die heutige Medizin wird von zwei großen Richtungen bestimmt: der Schulmedizin und der Naturheilkunde. Die Schulmedizin in Bausch und Bogen verdammen zu wollen, halte ich für ein gefährliches Unterfangen. Dennoch: Vieles, meines Erachtens zu vieles, liegt hier im argen, und man sollte kein Blatt vor den Mund nehmen, was die problematische Seite der Schulmedizin anbelangt. Ich habe also nicht versucht, vorsichtig zu formulieren, weil ich glaube, daß es im Sinne des Patienten ehrlicher ist, klare Position zu beziehen.

Ich glaube, nach zehnjähriger Erfahrung als praktizierender Arzt in einer der Hochburgen der Medizin behaupten zu können, daß ein frischer Wind mehr als nötig ist. Betrachtet man die immense Zunahme der Hautkrankheiten, so nimmt es fast wunder, warum auf dieses Problem nicht mehr und intensiver aufmerksam gemacht wird. Tatsächlich handelt es sich bei der Haut um ein hochsensibles Organ, das mit seismographischer Genauigkeit den Gesamtzustand des Körpers registriert.

Ich glaube, daß eine neue Sicht der Medizin notwendig ist, wenn man wirklich effizient heilen will. Betrachten wir also einmal völlig unverstellt und ohne jede Scheu die Schulmedizin: Es ist ein offenes Geheimnis, daß heute der Patient mit Pillen überfüttert wird. Die pharmazeutische Industrie bietet den Ärzten mittlerweile mindestens 50000 Mittel und Mittelchen an, von denen allerdings vom durchschnittlichen

Arzt nur ungefähr 150 verschrieben werden. Die durch das Schlaf- und Beruhigungsmittel Contergan in den 60er Jahren verursachten Mißbildungen bei Ungeborenen haben schmerzlich gezeigt, mit welchen Auswirkungen die Medikamenteneinnahme verbunden sein kann. Antibiotika, Analgetika (Schmerzmittel) und Psychopharmaka (z.B. Beruhigungsmittel und antidepressiv wirkende Medikamente) werden von zahlreichen Ärzten heute in einem Ausmaß verschrieben, das in vielen Fällen längst nicht angemessen ist. In dem Buch *Vermeidbare Operationen* führt der populäre Heilpraktiker Dr. Manfred Köhnlechner den Nachweis, daß etwa jeder siebente operative Eingriff vermieden werden könnte.

Vergessen werden darf weiterhin nicht, daß jede Symptombehandlung – also jede Therapie, die den Ursachen nicht auf den Grund geht und nicht den ganzen Menschen einbezieht – die Gefahr der Gewöhnung und der Schädigung durch Arzneimittel in sich birgt. Die hohe Zahl von Verkehrsunfällen unter Medikamenteneinfluß ist ebenfalls bekannt. Über die Nebenwirkungen von Schlafmitteln, deren Verordnung die Suche nach der Wurzel des Übels geradezu verhindert, könnte man Bände füllen. Fast noch problematischer sind die Beruhigungsmittel neuer Art, die sogenannten Tranquilizer. Sie werden manchmal auch nervösen Patienten verordnet, die Hautprobleme haben. Es gibt Anzeichen dafür, daß sie den Menschen zwar beruhigen, aber auch apathisch, lustlos und kraftlos machen. Ganz davon abgesehen kann sich aus der Einnahme über längere Zeit eine regelrechte Abhängigkeit entwickeln. Daß die gebräuchlichsten Tranquilizer (wie *Librium, Valium, Adumbran* und *Tavor*) tonnenweise produziert werden, müßte eigentlich erschrecken. Wegen ihrer unbestrittenen Wirkung werden diese Mittel auch bei banalen Schlafstörungen verordnet, über die Nebeneffekte schweigt man.

Über die Nebenwirkungen von Kortisonpräparaten könnte man ebenfalls eine umfangreiche Anklageschrift verfassen. Den meisten mit Hautproblemen belasteten Personen wird heute eine lokal anzuwendende Kortisonsalbe verschrieben. Diese seit mehr als zwanzig Jahren verwendeten Mittel stellen auf der einen Seite einen gewissen Fortschritt bei der Behandlung von Hautkrankheiten dar, weil sie eine entzündungshemmende Wirkung besitzen. Bei roter, schuppiger, feuchter und entzündeter Haut lassen sie die Symptome abklingen und lindern den Juckreiz.

Ich will an dieser Stelle nicht über den Nutzen von Kortisonpräparaten philosophieren. Doch wie bei allen Behandlungsformen mittels harter Medikamente besteht auch bei ihnen die Gefahr möglicher Nebenwirkungen, insbesondere wenn sie bei einem Kleinkind auf größeren Hautpartien bzw. bei einem Erwachsenen auf die Gesichtshaut aufgetragen werden. Haben Sie einmal von einer solchen Creme zuviel verwendet, treten die Kapillargefäße, die feinsten Verzweigungen der Blut- und Lymphgefäße also, auf Ihrer Haut sichtbar zutage. In den Körperfalten entstehen die ansonsten für Schwangerschaften typischen Dehnungsstreifen.

Dabei sind dies noch die harmlosesten Nebenwirkungen. Es sind Fälle dokumentiert, in denen Patienten nach dem langanhaltenden Gebrauch von Kortison aufschwemmten, d.h. übermäßig an Gewicht zunahmen und sich Atembeschwerden zeigten. Häufig genug sind diese Folgeerscheinungen im weiteren Krankheitsverlauf schwieriger zu behandeln als das ursprüngliche Problem. Es sollte zu denken geben, daß viele Naturheilärzte heute zuerst die Nebenwirkungen und Wirkungen des Kortisons bekämpfen, bevor sie mit der eigentlichen Therapie beginnen.

Es sei in diesem Zusammenhang darauf verzichtet, das ganze Sündenregister der Schulmedizin zu rekapitulieren. Aber man kann nicht umhin, die prinzipielle Sichtweise dieser Richtung unter die Lupe zu nehmen, so daß sich der Patient und Betroffene selbst ein Urteil bilden kann. Betrachten wir dieses Gebiet, die Heilkunde, einmal aus einer völlig neuen Perspektive. Vergessen wir für eine Weile all die Daten und Fakten, die uns allenthalben präsentiert werden; damit könnten wir eine neue unverstellte Sicht gewinnen, bei der auch scheinbar Unumstößliches und ungeprüfte Selbstverständlichkeiten neu diskutiert werden können. Vielleicht haben wir auch in einigen Belangen einen fixierten Standpunkt bezogen, der es uns nicht mehr erlaubt, Tatsachen zu sehen, die uns auffallen sollten. Und möglicherweise befinden wir uns in einer selbstgewählten Falle der kurzfristigen medizinischen Erfolge.

Gehen wir also zurück zum Nullpunkt! Bemühen wir uns, das Eingelernte, das Selbstverständliche für eine Weile zu vergessen. Ich möchte in diesem Zusammenhang kurz auf meine eigene Entwicklung zu sprechen kommen. Einer der schwerwiegendsten Fehler meiner medizinischen Ausbildung bestand darin, daß ich während meines Studiums alles geschluckt habe, was mir vorgekaut wurde. Ich glaubte unbesehen medizinischen Autoritäten und Theorien, ohne deren Resultate in Augenschein genommen zu haben. Obwohl sehr viele gerade in diese Falle tappen, kann man als Arzt (und auch als Patient) kaum einen größeren Fehler begehen. Zugegeben, es ist keine geringe Kunst, die Wahrheit von der Lüge zu trennen, Wichtiges von Unwichtigem zu unterscheiden, selbst zu denken, sich ein Urteil zu bilden. Ohne diese Voraussetzungen wird man jedoch immer von anderen abhängig sein, immer eine vorgegebene Formel nachvollziehen müssen und als Patient nie selbst ursächlich und aktiv an der eigenen Heilung mitwirken können. Eine Medizin, die so ist, wie sie ist, die unkritisch hingenommen wird, kann der Grund dafür sein, daß Sie nicht gesund werden.

Lassen Sie sich also das Denken nicht verbieten, auch und gerade nicht als Patient. Schauen Sie vielmehr selbst hin! Ihre eigenen Beobachtungen über sich selbst sind für Sie wahr, nicht das, was Ihnen eine andere Person erzählt. Glauben Sie in Zukunft nichts mehr unbesehen, nur weil eine sogenannte Autorität Ihnen sozusagen von der Kanzel herunter etwas predigt. Das heißt nicht, daß Sie nicht zuhören sollten. Nur: Prüfen Sie Informationen nach. Lassen Sie sich von Wissenschaftlern mit ihrer oft schwer verständlichen Sprache und von Kapazitäten auf medizinischen Fachgebieten nicht davon abhalten, sich Ihre eigene Meinung zu bilden. Betrachten Sie dagegen genau, was Ihnen vorgesetzt wird. Prüfen Sie nach, ob es zutrifft. Prüfen Sie nach, ob die medizinischen Techniken auch wünschenswerte Ergebnisse zeitigen. Fragen Sie sich, ob die Daten und Fakten Ihren eigenen Vorstellungen von Fortschritt und Wissenschaft entsprechen.

Erlauben Sie mir in diesem Zusammenhang einen kleinen Ausflug in die Gefilde der „Seelendoktoren". In der Psychiatrie, die sich mit körperlicher und medikamentöser Behandlung seelischer Krankheiten befaßt, gibt es Tausende und Abertausende von Ausdrücken zur Beschreibung verschiedener psychischer Störungen. Der Psychologe und Psychiater Ernst Kretschmer (1888 bis 1964) war und ist eine derjenigen Koryphäen, die Krankheitsbilder systematisch sammelten, mit Namen belegten und sie fein säuberlich ordneten, wie ein Schmetterlingsliebhaber seine Funde in Schaukästen arrangiert. Mit dieser Sammlung von existierenden Krankheitsbildern ist jedoch im Zweifelsfall wenig erreicht.

Die Psychiater besitzen heute im Prinzip nur wenige Handlungsmöglichkeiten: Sie können einen „chemischen Krieg" gegen den Patienten anzetteln und mit Psychopharmaka „schießen", die schwerste Folgeschäden zeitigen. Sie können außerdem die Psychochirurgie einsetzen, was auf gut deutsch bedeutet, daß sie Teile des Gehirns herausschneiden oder heraustrennen und dem Menschen damit Teile seiner Persönlichkeit nehmen. Schließlich arbeitet man in dieser Disziplin mit Elektroschocks – eine Methode, die unendliche Ängste manifestiert oder einen Patienten auf immer zum seelischen Krüppel machen kann. Die Therapien der Psychiatrie wurden zum Teil völlig unreflektiert wiedergekäut, zum Schaden der Patienten. Der „Trick" besteht nun darin, daß das ganze Fachgebiet mit hübschen, beeindruckenden Fremdwörtern garniert wird. Diese sind jedoch echtem Verständnis nicht nur nicht förderlich, sondern lassen den Patienten sich ganz subjektiv dumm fühlen, so daß er die Verantwortung auf die Autoritäten schiebt. Wenn Ihnen zwischen 1000 und 2000 Fremdwörter vorgesetzt werden, verhindert man, daß Sie sich eine Meinung bilden können. Man muß diese Methode durchschauen, um sich davon nicht beeindrucken zu lassen. Das gleiche Spiel ließe sich natürlich auch mit Hautkrankheiten oder beliebigen anderen Krankheitsgebieten in Szene setzen.

Wer heute eine erfolgreiche und gesundheitsbringende Heilkunde betreiben will, darf sich nicht auf eine einseitige Anschauung beschränken. Bei vielen der Zustände, welche heute in der wissenschaftlichen Schulmedizin als unheilbar bezeichnet werden, stellen sich Heilerfolge ein, wenn sie aus einem anderen Blickwinkel betrachtet werden. Andere, neue Gesichtspunkte lassen neue Lösungen ins Blickfeld geraten, weil zuvor vorhandene Barrieren umgangen werden. Wissenschaft darf nicht bei einmal gewonnenen Erkenntnissen stehenbleiben und sich neuen Aspekten verschließen oder diese gar von vornherein verächtlich machen. Genau betrachtet ist gerade diese Vorgehensweise unwissenschaftlich, weil dadurch Neuerungen verhindert werden und eifersüchtig darüber gewacht wird, nichts anderes gelten zu lassen als den eigenen Blickpunkt, die eigene Meinung.

Hätte Galileo Galilei, der italienische Naturforscher (1564 bis 1642) der Lehrmeinung der Kirche geglaubt, hätte er nie herausgefunden, daß die Erde sich um die Sonne dreht. Das Beispiel zeigt, wie Neuerungen durch vermeintliche Autoritäten blockiert werden können. Der österreichische Arzt Ignaz Semmelweis (1818 bis 1865) machte es sich zur Aufgabe, die Ursache einer geheimnisvollen Krankheit zu finden, der Abertausende von jungen Frauen erlagen: das Kindbettfieber. Eines Tages starb sein Kollege Kolletschka an den Folgen einer Infektion mit Leichengift. Semmelweis erkannte, daß die pathologischen Befunde identisch waren, und folgerte daraus, daß die Ärzte selbst die Krankheit den Frauen zutrügen. Semmelweis deckte auf diese Weise den Zusammenhang zwischen unterlassenen Hygienemaßnahmen und dem Kindbettfieber auf und entwickelte eine damals revolutionäre Methode zur Desinfektion der Hände und Instrumente. Dennoch wurde er von seinen Kollegen als Nestbeschmutzer angefeindet. Dieser Mann führte gegen den Widerstand der herrschenden Meinung eine neue Sicht in die Medizin ein, die unzähligen Menschen bis heute das Leben gerettet hat.

Man kann daraus lernen, daß wirklich große Errungenschaften nicht durch Übereinstimmung entstehen. Im Gegenteil: Es ist die Meinung wider die offizielle Richtlinie, die Durchbrüche möglich macht. Immer waren es einzelne Individuen, die sich ihren Weg durch den Sumpf der Übereinstimmung und gegen die Front der zu ihrer Zeit gültigen „wahren Wissenschaft" schlagen mußten.

Welches Vorgehen ist heute jedoch an der Tagesordnung? In der Schulmedizin sieht es in etwa so aus:

- Eine Krankheit, ein Hautproblem in unserem Fall, tritt zutage. Darauf wird versucht, eine Diagnose zu stellen. Hautärzte geben in Privatgesprächen unumwunden zu, daß in nicht wenigen Fällen diese Diagnose äußerst schwierig ist. Wir werden auf dieses Problem der angeblichen Diagnose noch genauer zu sprechen kommen. Vorab sei gesagt, daß der Schulmediziner oft nur den scheinbaren Verlauf der Krankheit kennt, weil er nur einzelne Symptome der Krankheit beachtet. Er sucht nicht danach, was sich darunter, dahinter verbirgt.
- Zu oft wird eine Therapie versucht und ein Kortisonpräparat angewendet, nur weil in einigen zufälligen Pharmaversuchen herausgefunden wurde, daß sich die Erscheinung, das äußere Krankheitsbild damit unterdrücken läßt. Oft sind mehrere Versuche erforderlich, bis man das richtige Präparat erwischt.

- Wenn man Glück hat, verschwindet das Hautproblem nach dieser Behandlung für eine Weile, oder es läßt zumindest etwas nach.
- Einige (leichte) Hautprobleme bleiben gelöst, andere kehren wieder oder verschwinden nicht ganz. Durch weitere Medikamentengaben werden sie in der Folge zu chronischen Leiden.
- Das Ergebnis: Die akuten Krankheiten gehen zurück, die chronischen nehmen zu. Und gerade diese chronischen Krankheiten bereiten der Schulmedizin zunehmend Probleme.

Wagen wir einen weiteren Blick! Wie präsentiert sich das Gebiet der Hautmedizin – diesmal vom eher wissenschaftlichen Standpunkt aus gesehen? Hier gibt es eine ungeheure Spezialisierung sowohl der diagnostischen wie auch der therapeutischen Möglichkeiten. Hinsichtlich der allgemeinen Therapie differenziert man zwischen innerlichen und äußerlichen medikamentösen Behandlungen sowie der operativen Therapie und der Strahlentherapie. Darüber hinaus existieren zahllose Spezialtherapien.

Festzuhalten bleibt, daß man sich mehr und mehr der verschiedenen Ursachen für Hauterkrankungen bewußt wird. Hautkrankheiten, so weiß man heute, können durch tierische Erreger (Milben, Läuse, Flöhe, Zecken, Wanzen usw.) ebenso verursacht werden wie durch bakteriell bedingte, eitrige Infektionen oder genetische Faktoren, durch Übertragung von Tieren (Zoonosen: bei Tieren vorkommende Krankheiten, die auf den Menschen übertragen werden können) oder Viruserkrankungen (Herpes, Warzen), toxische (durch Gift ausgelöste) Entzündungen oder Wurmkrankheiten, um nur einige zu nennen.

In diesem Zusammenhang sind auch Pilze und Allergene als auslösende Faktoren für Hautkrankheiten zu nennen. Dermatomykosen, Hautinfektionen durch Pilze, entstehen oft bei bereits vorhandener Überbelastung der Haut, wie sie u.a. bei Verletzungen, durch ungünstiges Schuhwerk (Turnschuhe fördern Wärmestau und Schweißbildung) oder erhöhte Ansteckungsgefahr (Schwimmbäder) gegeben ist. Gesunde Haut verfügt dagegen über genügend Abwehrmechanismen, um die Pilze, die sich durch Sporen ungeschlechtlich fortpflanzen, an übermäßiger Vermehrung zu hindern.

Bei Allergien, d.h. Überempfindlichkeit gegen bestimmte Stoffe, reagiert der Erkrankte unangemessen heftig auf körperfremde Substanzen und entwickelt dadurch Veränderungen an Haut und Schleimhäuten. Neben der verstärkten Reaktion (Allergie) werden auch herabgesetzte Reaktionen (der Fachbegriff dafür ist Hypergie) und das völlige Fehlen einer beim gesunden Menschen vorhandenen Reaktion (Anergie) beobachtet.

Im allgemeinen unterscheidet man heute jedoch weniger nach dem Verursacher als nach der Körperstelle, an der die Hautkrankheit auftritt, obwohl der gleiche Erreger Symptome an verschiedenen Organen und Gewebeteilen hervorrufen kann. So differenziert man u.a. zwischen Gefäßleiden, Bindegewebserkrankungen, proktologischen Krankheiten (Proktologie = Wissenschaft und Lehre von der normalen und krankhaften Beschaffenheit des menschlichen Stuhls und von den Erkrankungen des Mastdarms), Haut-und Geschlechtskrankheiten, Störungen des Haarwachstums, Störungen der Schweißabsonderungen und Nagelveränderungen. Außerdem wird nach Verlaufsformen bzw. äußerlich sichtbaren Phänomenen, also Krankheitsbildern unterschieden.

Auch die plastische Chirurgie, die vor allem in der Unfallchirurgie eine wachsende Rolle spielt, befaßt sich mit der Wiederherstellung der Hautfunktionen. Bei Unfällen durch Verbrennungen, durch Umgang mit gefährlichen Chemikalien (Verätzungen mit Säuren) und Verletzungen durch mechanische Einflüsse (Werkzeuge, Maschinen) können Hautschäden entstehen, die nur durch die Anwendung besonderer Techniken ganz oder teilweise behoben werden können.

Vorrangig ist hier die Transplantation, die Übertragung von gesunder Haut auf geschädigte Partien, zu nennen.

Tatsächlich existieren heute verschiedene, sich z. T. widersprechende Schulen bei der Einteilung der Hautkrankheiten. Als Patient und Betroffener sollte man diese Tatsache beachten, denn die verschiedenen Forschungsbemühungen können auch Verwirrung stiften. So lassen sich Ekzemarten auf das gleiche Prinzip zurückführen, obwohl sie verschieden aussehen und daher als verschiedene Krankheiten diagnostiziert werden. Zu oft betrachten Mediziner nur die verschiedenen Erscheinungsformen, ohne auf Heilung und Therapie einzugehen.

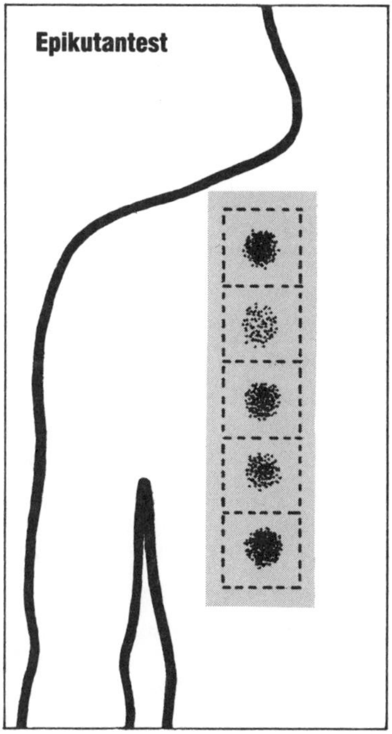

Welche Diagnoseverfahren erwarten nun den Patienten, der bei einem „normalen“ Hautarzt Hilfe sucht? Nach einer groben Klassifizierung nach dem äußeren Erscheinungsbild der Krankheit folgen Blutuntersuchungen sowie speziellere Testverfahren, z.B. die Hautbiopsie (Gewebeuntersuchung) oder der Epikutantest, wenn bei dem Patienten der Verdacht auf eine allergische Kontaktdermatitis besteht. Hierbei wird ein Mulltupfer mit einer entsprechend verdünnten Probe einer verdächtigen Substanz auf eine gesunde Hautstelle angelegt und dort 48 Stunden belassen. Nach seiner Entfernung wird die Haut darunter erstmals untersucht. Nach weiteren 96 Stunden erfolgt eine weitere Begutachtung. Ist die Haut gerötet, leicht geschwollen und/oder tritt Juckreiz auf, so ist der Test positiv verlaufen, und man darf annehmen, daß die Substanz auf dem Tupfer bei dem Patienten eine allergische Reaktion hervorruft. Neben den verdächtigen Substanzen werden noch etwa zwanzig weitere Stoffe getestet, von denen man weiß, daß sie immer wieder Hautprobleme verursachen. Die Liste dieser Substanzen wurde auf Grund intensiver, von Spezialisten in ganz Europa durchgeführter Untersuchungen zusammengestellt und enthält u.a. die Stoffe Nickel, Chrom und Gummi.

Darüber hinaus existieren noch andere Spezialtests, die hier nicht erläutert zu werden brauchen.

Belassen wir es bei diesem kleinen Einblick, er ist verwirrend genug. Festzuhalten bleibt, daß diese Art der Medizin, die heutige Schulmedizin, immer noch die herrschende Medizin ist. Sie behandelt akut auftretende Erscheinungen, um sie schnell unter Kontrolle zu bringen, was ihr zumeist auch gelingt. Aber das genügt nicht! Man darf es nicht dabei belassen, will man Heilung hervorrufen oder gar Gesundheit erreichen. Fest steht, daß man mit den im Bereich der Schulmedizin vertretenen Grundsätzen und Therapiemethoden den Patienten nicht dauerhaft bis zur Gesundheit führen kann.

Sollte man nun die gesamte Schulmedizin verdammen und damit auf wichtige Erkenntnisse verzichten? Meines Erachtens darf auf die wichtigen Diagnosemöglichkeiten der Schulmedizin, ihre wertvollen und lebensrettenden Errungenschaften nicht verzichtet werden. Aber die Schulmedizin sollte einen anderen Stellenwert erhalten. Sie bewährt sich, wenn höchste Gefahr geboten ist, wenn akut, unmittelbar, direkt, in einer verzweifelten Situation etwas unternommen werden muß. Hier ist sie hilfreich, und dies ist ihr eigentliches Metier.

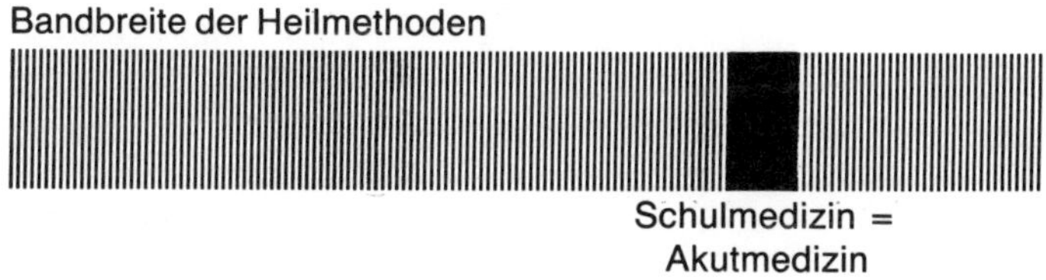

Man kann einem Menschen, der auf der Straße verblutet, keine homöopathischen Tropfen verabreichen. Aber man sollte die Schulmedizin auf ihren eigentlichen Zuständigkeitsbereich, die Akutbehandlung, eingrenzen. Die Probleme, die durch die Schulmedizin indes nicht gelöst werden, lassen nur einen Schluß zu: Das starre Bestehen auf althergebrachten Methoden und das Verdammen neuer Methoden beruht auf Eifersucht, richtet sich aber gegen jede Vernunft! Neue Ansätze werden gebraucht, neues Gedankengut, andere Gesichtspunkte, andersartige Grundsätze und Lehren. Denn das Bisherige konnte die Lösung nicht bringen.

Was aber ist die Alternative?

Der alternative Ansatz der Naturheilkunde

Während sich Anfang des Jahrhunderts akute und chronische Krankheiten noch die Waage hielten, waren um 1950 die chronischen Krankheiten schon auf 80 Prozent angestiegen. Heute werden es eher 90 Prozent sein ... Professor Schettler stellte unlängst fest, daß zwei Drittel aller Krankheiten noch nicht therapierbar seien ... Ist es da verwunderlich, daß der Arzt an der Basis immer wieder nach neuen Wegen der Heilung Ausschau hält?

Dr. Veronika Carstens,
homöopathische Ärztin

Ein neues Konzept der Krankheit

Zunächst sei festgestellt, daß sich heute neben der gängigen Schulmedizin eine andere Art von Heilkunde entwickelt hat. Man benutzt hierfür u.a. den Ausdruck Alternativmedizin, eine Heilkunde also, die von einem anderen Ansatz ausgeht. Es handelt sich um eine Heilmethode, die „die Idee einer anderen Lebensweise vertritt und sich gegen herkömmliche Normen richtet", wie das der Duden definiert.

Eine andere Bezeichnung ist der Begriff Ganzheitsmedizin. Sie bringt zum Ausdruck, daß nicht nur Einzelheiten betrachtet werden, sondern daß die Gesamtheit des Menschen, also Zusammenhänge sowohl zwischen Geist und Körper als auch die Wechselwirkungen zwischen Organen und Organsystemen, in den Vordergrund rücken. Beispielsweise könnte man in der Ganzheitsmedizin einen Zusammenhang zwischen Ernährung und Migräne suchen (den es tatsächlich sehr häufig gibt) oder zwischen der Darmfunktion und Kreuzschmerzen oder zwischen einem Ekzem und der Ernährung, um nur drei Möglichkeiten herauszugreifen. Diese Überlegungen werden in der auf die Symptomheilung ausgerichteten Schulmedizin nicht angestellt, gewisse Krankheiten können daher auch nicht in zufriedenstellender Weise behandelt werden. Der Ganzheitsmediziner hat dagegen bei Diagnose und Therapie den ganzen Organismus im Blick, da eine Krankheit oft auf grundsätzlichere Fehler zurückzuführen ist – wie z.B. auf falsche Ernährung. Eine alleinige Behandlung der Symptome hilft da wenig.

Eine dritte Bezeichnung wäre die Naturheilkunde – eigentlich die Lehre von der Überwindung der Krankheiten durch die dem Körper innewohnende Naturheilkraft; sie geht u.a. auf den Arzt Paracelsus zurück, der dem „inneren Arzt", wie er das nannte, den Vorzug gab, indem er zur Lenkung und Steigerung der natürlichen Abwehrkräfte beitrug. Es wäre jedoch falsch, anzunehmen, daß die Naturheilkunde lediglich auf traditionelle Heilverfahren zurückgreift. Es gibt längst eine moderne Naturheilkunde, die sich neuester Methoden bedient und Welten entfernt ist von der Diagnostik vergangener Jahrhunderte, auch wenn viele Erkenntnisse aus früherer Zeit nach wie vor Gültigkeit besitzen.

Benutzen wir im folgenden dennoch diesen Begriff Naturheilkunde, um einen Gegensatz zu der Schulmedizin herzustellen. Beide Heilverfahren unterscheiden sich durch ihre grundsätzlich anderen Vorgehensweisen:

- Die an der Natur orientierte Medizin unterstützt und fördert die natürlichen Vorgänge. Dies bedeutet nicht, daß alle eingesetzten Mittel aus der Natur kommen müssen, sondern daß die angewandten Methoden Hand in Hand mit den von der Natur vorgesehenen Abwehrmaßnahmen gehen. Sie fordern den Organismus auf, sich selbst zu heilen, und geben dazu die nötige Hilfestellung.

- Chemische Präparate hingegen greifen massiv in den Organismus ein, ohne dessen Eigenabwehr zu berücksichtigen; meistens wird dabei ein anderer natürlicher Vorgang unterdrückt.

Zu oft dient die Naturheilkunde nur als Lückenbüßer, wenn die schulmedizinische Therapie keinen Erfolg hat. Meines Erachtens muß der Patient sich jedoch mit grundsätzlichen Überlegungen vertraut machen, so daß er Krankheiten und Krankheitserscheinungen besser einordnen kann. Man muß die Prinzipien erfassen, bevor man damit umzugehen vermag. Erst dann kann man eine Behandlung in die Wege leiten, die ein voraussagbares Resultat liefert. Ohne voraussagbare Ergebnisse, ohne zu wissen, wann eine Behandlungsmethode anzuwenden ist, handelt es sich tatsächlich nicht um ein wissenschaftliches Vorgehen.

Steigen wir also etwas tiefer in die Materie ein und nehmen wir den Begriff der „Krankheit" dazu einmal unter die Lupe. Krankheit, was ist das eigentlich?

Es ist schon seltsam, daß man in der medizinischen Fakultät, die sich naturwissenschaftlich nennt, keine exakte Definition von Krankheit erfährt. Zugegeben: Juristen besitzen eine Definition, aber diese genügt natürlich nicht für unsere Zwecke. Erstellen wir also vorderhand eine Definition von Krankheit!

Bislang wurde Krankheit als etwas definiert, das von der Gesundheit abweicht. Diese Erklärung beißt sich allerdings in den Schwanz. Mitunter findet man auch die Definition „Abweichung in der Funktion von Organen oder Organsystemen", was wohl stimmt, uns aber medizinisch nicht weiterbringt.

Hilfreich und bedeutsam ist unseres Erachtens indes folgende Begriffsbestimmung, die für einen Großteil von Krankheiten zutrifft, sofern sie nicht gerade angeboren sind: Krankheit ist eine Reaktion des Organismus, die durch schädliche Einflüsse hervorgerufen wird.

Betrachten wir die Einzelheiten dieser Definition: Krankheit sollte man nicht simpel als die zutage getretene Erscheinungsform definieren oder als Abweichung vom Gesunden, sondern als eine Antwort. Genaugenommen handelt es sich meist um ein ganzes Paket von Antworten, das sich zusammensetzt aus den schädlichen Einflüssen einerseits und der Reaktion des Organismus andererseits.

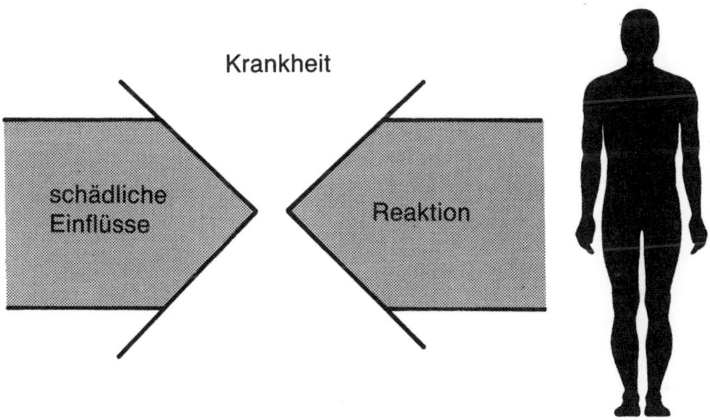

Wir haben es also mit zwei unterschiedlichen Faktoren zu tun. Zur Verdeutlichung sei hier ein Beispiel vorgestellt: Nehmen wir in diesem Sinne einmal die Angina, eine eitrige Halsentzündung also, unter die Lupe. Vorausgegangen ist üblicherweise ohne Frage ein schädlicher Einfluß, der ein belastendes psychisches Geschehen sein mag oder auch eine gravierende Umweltbelastung, der die Person ausgesetzt war, oder einfach eine bakterielle Infektion. Als Ausdruck der körperlichen Reaktion finden wir Fieber, Hitze, Schmerz, Schwellungen usw. Beides zusammen nennt man nun Krankheit.

Nehmen wir nun an, es wäre eine körperliche Antwort erfolgt, die absolut unauffällig ist: Tatsächlich würde diese in der gegenwärtigen Schulmedizin nicht als Krankheit registriert. Dies ist jedoch falsch! Menschen werden auf diese Weise für gesund erklärt, nur weil keine gut sichtbare Reaktion erkennbar ist. Menschen fühlen sich heute unwohl und haben seltsame Beschwerden, aber der Schulmediziner diagnostiziert dies nicht als Ausdruck einer Störung. Man könnte in diesem Sinne mit Fug und Recht behaupten, daß Krankheiten heute übersehen werden.

Diese Zusammenhänge wurden bislang noch nicht formuliert und jedenfalls kaum in die Praxis umgesetzt. Ein Patient mit einer „stillen Infektion“ pilgert nicht zum Arzt. Wenn er jedoch zum Arzt geht, so findet der heraus, daß ihm nichts fehlt. Wenn die Befunde nichts Krankhaftes ergeben, wird dem Betroffenen mitgeteilt, er sei gesund. Tatsache ist indes: Er ist nicht gesund! Er ist also allenfalls relativ gesund oder befindet sich auf dem Wege zur Krankheit.

Wiederholen wir noch einmal: Wir können zunächst lernen, daß Krankheit, wie sie heute verstanden wird, aus diesen zwei Kräften besteht. Durchfall beispielsweise muß als eine Reaktion des Organismus angesehen werden, die einen schädlichen Einfluß beantwortet; der Körper will sich z.B. eines unbekömmlichen Nahrungsmittels entledigen. Dies wird in der Schulmedizin jedoch nicht erkannt, zumindest wird nicht entsprechend gehandelt: Die Angina wird mit entzündungshemmenden, fiebersenkenden Mitteln bekämpft, was bedeutet, daß die Antwort des Organismus bekämpft wird. Der Durchfall wird „gestopft“. Er wird als etwas definiert, was beseitigt werden muß. Das Ekzem, das Hautleiden, wird mit Kortison attackiert und damit das eigentliche Problem sozusagen „zugeschmiert“. Das ist jedoch ebenso falsch wie unwissenschaftlich, weil man lediglich die Reaktion des Organismus behandelt, aber nicht auf die Ursachen eingeht, die diese Reaktion ausgelöst haben.

Läßt man sich heute von Schulmedizinern behandeln, so sind zu häufig negative Effekte die Folge. Kann und darf der Organismus nämlich den „Dreck“, den er mittels Durchfall oder Vereiterung entfernen will, nicht loswerden und wird ihm die Reaktion – seine ureigene Maßnahme, um die Dinge in Ordnung zu bringen – nicht gestattet, dann wird er geschwächt. In der weiteren Folge greift er zu weniger effektiven Methoden der Bereinigung, was ihn schließlich zu Ablagerungsmaßnahmen als einzigem Ausweg zwingt, bis er schließlich in völliger Apathie gar nicht mehr reagiert: Die Krankheit wird chronisch.

All dies geschieht, weil Schulmediziner nicht akzeptieren, daß die Krankheit aus einem Einfluß und der Antwort des Körpers besteht. Nicht der wirklich schädliche Einfluß wird bekämpft, sondern im Unverständnis der tatsächlichen Zusammenhänge die körpereigenen Abwehrmechanismen; sie werden behindert und sogar verhindert. Bei solchen Therapien kämpft der Arzt also sozusagen nicht mit dem Körper, nicht parallel zu seinen ihm innewohnenden Reaktionsmethoden und Abwehrmaßnahmen, sondern dagegen, indem er sie nicht als solche anerkennt.

Meine Meinung ist, daß unser Organismus durch eine lange Zeit hindurch sich beachtlich vorwärtsentwickeln konnte und daß er selbst beeindruckende Abwehrmechanismen besitzt. Ich glaube, daß die Schulmedizin zu oft falsche Antworten gibt, noch dazu mittels Chemie und völlig artfremder Substanzen. Nur weil die äußere Erscheinung (Angina, Durchfall, Ekzem) gegeben ist und auf diese eine unmittelbare Wirkung ausgeübt werden kann, bedeutet das noch nicht, daß die Behandlung stimmt. Die Aufgabe des Arztes und des Patienten ist es meines Erachtens, intelligenter vorzugehen als bisher: Wir müssen zum einen Teil den (schädlichen) Einfluß einschränken, den Feind also, und wir müssen den Freund, das entsprechende Abwehrverhalten, das der Körper gewählt hat und zu dem er im Augenblick fähig ist (z.B. Entzündung, Ausscheidung), unterstützen; zumindest aber darf es vorerst nicht behindert werden.

Unsere Aufgabe besteht also zunächst darin, die verschiedenartigen Antwortmechanismen unseres Körpers kennenzulernen. Wenn sie uns vertraut sind, können wir damit umgehen und haben plötzlich einen Partner an unserer Seite: Die von der Natur aus vorgesehenen Reparaturmechanismen des Organismus. Tatsächlich bringt allein diese Sichtweise, richtig angewandt und in die Tat umgesetzt, auch bei Hautleiden spektakuläre Ergebnisse. Eine Definition oder eine Theorie taugt indes nur soviel wie die Ergebnisse, die sie zeigt. Daß die oben ausgeführte Denkweise Resultate hervorbringt, beweisen zahlreiche Fallbeispiele. Sie bringt uns sogar weiter, als man auf den ersten Blick annehmen könnte. Die verschiedensten chronischen Krankheiten sprechen darauf an, sogar Allergien und Ekzeme, deren Behandlung bisher aussichtslos schien. Wichtig dabei ist, daß auch der Patient die Zusammenhänge kennt, so daß alle weiteren Aktionen einen Sinn ergeben und man wirklich ernsthaft therapieren kann.

Allein durch diese theoretische Basis eröffnen sich bereits einige neue Gesichtspunkte. Bedeutsam ist vorderhand: Krankheit ist nicht etwas „Irgendwie-zu-Entfernendes". Akzeptiert man diesen Ansatz, dann gilt es, die (medizinischen) Aktivitäten zweizuteilen:

- Erstens muß man den Organismus in seiner Reaktion auf einen schädlichen Einfluß unterstützen und seine Methoden beachten.
- Zweitens sollte man den schädlichen Einfluß bekämpfen, wozu er natürlich erst einmal erkannt werden muß.

Zwar besitzen wir nun immerhin schon eine neue Sicht der Krankheit, sie ist aber immer noch nicht ausreichend definiert. Das soll im folgenden geschehen.

Die Diagnose der Diagnose

Die heutige Medizin kennt nur zwei Zustände: krank oder gesund. Lassen Sie mich unmißverständlich festhalten, daß es sich hierbei um eine ziemlich veraltete Sichtweise handelt und daß man – um dem Begriff der Krankheit näherzukommen – ein ganz anderes Denkmodell kultivieren sollte. Die Schulmedizin ist immer noch in einem Denken befangen, das nur zwei Extreme berücksichtigt: absolute Krankheit und absolute Gesundheit.

Was bietet sich als Alternative? Ist es nicht viel sinnvoller, mehrere Schattierungen anzunehmen, in verschiedenen Phasen und Zwischenstufen zu denken? Auf der einen Seite einer solchen Skala stünde die (theoretische) absolute Gesundheit und auf der anderen Seite die (theoretische) absolute Krankheit. Dazwischen existieren die verschiedenen Grauschattierungen, wo sich in Wirklichkeit jeder von uns befindet. Nur wer schon weit genug bergab gegangen und am rechten Ende der Skala angekommen – also deutlich sichtbar krank geworden – ist, wird von vielen Schulmedizinern als krank akzeptiert. Erst dort beginnt man zu agieren.

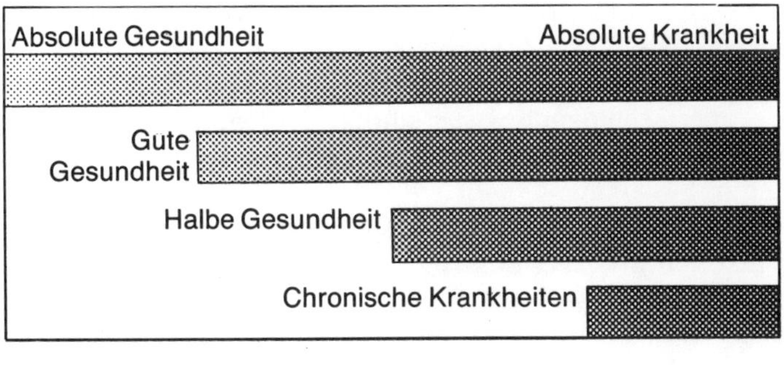

Man sollte also mehr als die primitive Schwarzweißlogik bei der Diagnose verwenden, nicht nur das Ja-Nein-Denken strapazieren, sondern auf die Grautöne zwischen den Extremen achten. Je besser und schärfer man differenzieren kann, um so genauer fällt die Diagnose aus. Denken also auch Sie als Patient nicht mehr nur in den Kategorien gesund/krank. Wenn Sie diesen Schritt vollzogen haben und erkennen, daß zwischen gesund und krank eine ganze Skala von Befindlichkeiten angesiedelt ist, sind Sie bereits die berühmte Nasenlänge voraus.

Wie setzt man diese Erkenntnis nun in die Praxis um? Besitzt sie für die Diagnose eine Bedeutung? Um es kurz zu machen: Gerade für den Patienten, der an Hautproblemen leidet, kann man damit eine völlig neue Sichtweise etablieren.

In der heutigen Schulmedizin geht man, was die Diagnose anbelangt, wie folgt vor: Der Patient begibt sich zum Arzt, zeigt sein Hautproblem und fragt: „Herr Doktor, was habe ich?“ Im besten Fall nimmt der Schulmediziner einige Untersuchungen vor und stellt schließlich fest: „Sie haben *Dermatitis toxica*“, d.h. er konfrontiert den Patienten mit einem lateinischen Begriff. Der Patient hat damit nichts anderes als einen Namen erhalten, seine Krankheit ist aber nicht wirklich diagnostiziert worden. Denn ein Leiden benannt zu haben ist nicht mit einer Diagnose gleichzusetzen.

Was bedeutet eigentlich Diagnose? Wörtlich übersetzt heißt es soviel wie „Krankheitserkennung“. Der Begriff leitet sich von dem griechischen Wort *diagnosis* ab, was soviel wie „unterscheidende Beurteilung, Erkenntnis“ bedeutet. Das zugrunde liegende Verb lautet *diagnoskein,* was „durch und durch erkennen“ heißt.

Wenn ich einem Phänomen eine Bezeichnung verpasse, so erwecke ich als Arzt dem Patienten gegenüber damit zwar den Eindruck, als ob ich es diagnostiziert hätte, tatsächlich aber ist damit noch nicht gesagt, daß ich weiß, worauf die Krankheit zurückzuführen ist, daß ich sie durch und durch erkenne und daß ich sie therapieren kann. Es hilft also noch keinen Schritt weiter, dem Patienten eine lateinische oder griechische Vokabel für sein Hautleiden zu offerieren, auf daß er befriedigt von dannen ziehe und in der Folge sagen kann: „Hervorragend, ich habe *Dermatitis toxica,* damit ist ja wohl alles klar!"

Echte Diagnose benennt nicht nur, sondern erkennt Gründe für einen Krankheitszustand. Theoretisch könnte man, bei wirklichem Verstehen und Durchdringen, auf zahlreiche dieser hochtönenden medizinischen Vokabeln verzichten. Man bräuchte nur durch-und-durch-zu-erkennen, ganz ohne einen Namen zu vergeben. Und auch als Patient ist Ihnen mit einer Benennung wenig geholfen – Sie brauchen eine echte Diagnose.

Kehren wir nun noch einmal zurück zu dem Denken in Schwarzweiß-Kategorien. Tatsächlich ist die Praxis des Arztes heute voll mit Patienten, die „nichts haben", wie die Schulmediziner diagnostizieren würden. Aber dies entspricht nur dem Schwarzweiß-Denken des „normalen" Doktors. Er untersucht, findet nichts (weil er nur bestimmte Krankheitserscheinungen mit Namen verbinden kann und ohne Benennung die Krankheit für ihn nicht existiert) und kommentiert lakonisch: „Ihnen fehlt nichts." Tatsächlich werden Millionen jeden Tag unnütz ausgegeben, weil die Ärzte teure Untersuchungsmethoden bemühen, um nicht vorhandene Krankheiten aufzuspüren! Warum liegen die Mediziner oft so daneben? Vielleicht weil sie glauben, daß es jemandem nur schlechtgehen könnte, wenn er etwas hat, das in den Büchern steht und – wenn er deutlich und bereits schwer erkrankt ist. Völlig überrascht sind sie dann, wenn sie jemandem eine Herzuntersuchung angedeihen ließen, mit EKG und allem technischen Schnickschnack (Diagnose: gesund!) – und einen Monat später erfahren, daß der angeblich Gesunde einen Herzinfarkt erlitten hat.

Wenn man nur in den Kategorien gesund und krank denkt, versäumt man natürlich auch, die geeigneten Untersuchungsmethoden zu entwickeln, um den Raum zwischen den beiden absoluten Zuständen examinieren zu können. In diesem Sinne ist auch die Krebsvorsorgeuntersuchung höchst zweifelhafter Natur. Ironisch gesprochen handelt es sich hierbei um folgendes Bild: Die Ärzte stehen – machtlos – am unteren Ende eines langen Rohres, nur um darauf zu warten, daß dort die Katastrophe offensichtlich wird. Der Doktor, der sie als erster herauspurzeln sieht, wird gefeiert.

Um im Bilde zu bleiben: Wir müssen lernen, auch am Rohr zu horchen, sprich die ersten Anzeichen einer Krankheit wahrzunehmen. Tatsächlich gibt es so etwas wie einen herabgesetzten Gesundheitszustand. Und es gibt verschiedene Vorstufen zur Krankheit.

Wie sollte man nun die verschiedenen Stufen, die auf einer Gesund-krank-Skala existieren, definieren? Zum Teil ist diese Arbeit bereits erledigt worden. So gibt es heute naturheilkundliche Methoden, mit denen man den Grad der Noch-Gesundheit oder Schon-Krankheit zu messen vermag! Beispielsweise kann man mit Hilfe der Bio-Elektronik nach Professor Vincent das „biologische Terrain" definieren und beurteilen. Tatsächlich ist es wenig sinnvoll, eine Hautkrankheit diagnostizieren zu wollen, ohne das biologische Terrain, den Allgemeinzustand, dabei zu berücksichtigen.

Betrachten wir diese Methode als eine von mehreren natürlichen Diagnosemöglichkeiten etwas genauer: Bei der Bio-Elektronik nach Vincent geht man (nach Dr. Franz Morell) davon aus, daß jedes Lebewesen, ob Pflanze, Tier oder Mensch, ein bestimmtes biologisches Terrain zum Überleben benötigt. Jede Krankheit braucht umgekehrt für ihre Entstehung ebenso ein bestimmtes Terrain. Das bei der Untersuchung vorgefundene biologische Terrain, also der gegenwärtig vorhandene Allgemeinzustand, bestimmt, von welcher Art die jeweilige Erkrankung ist. Selbstverständlich gibt es auch ein Terrain für die perfekte Gesundheit des Menschen.

Drei physikalische Faktoren bestimmen das biologische Terrain: Blut, Speichel und Harn. Ermittelt man von den drei Körperflüssigkeiten jeweils drei Meßgrößen, so kann man zu genauen Aussagen darüber gelangen, wie der allgemeine, der grundlegende Gesundheitszustand ist – mit daraus resultierenden Tendenzen zu verschiedenen Krankheiten und sogar der Abwehrkraft bezüglich Krebs.

Es wird also das Milieu im Körper, das Terrain, der Boden, auf dem eine Krankheit sich entwickeln kann, gemessen. Die Graphik mag Ihnen einen Eindruck vermitteln, wovon die Rede ist.

Bioelektronigramm

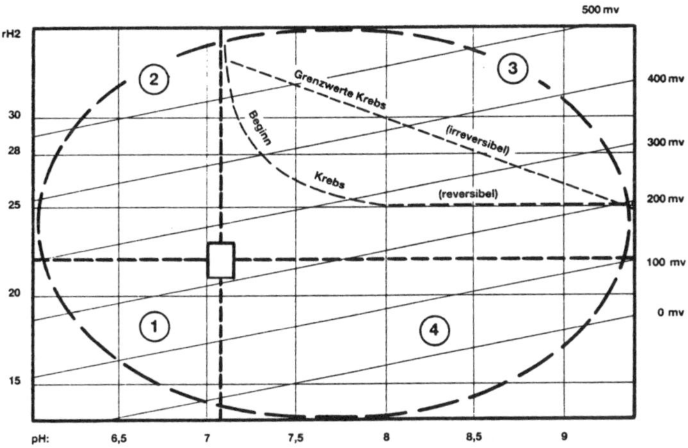

Die Skizze ist in vier Rechtecke unterteilt. Das darin eingezeichnete Oval zeigt den Bereich, innerhalb dessen Leben möglich ist.

- Im Kreuzungspunkt der gestrichelten Linien befindet sich das ideale Milieu.
- In dem mit ① bezeichneten Abschnitt liegt der Lebensbereich, der sehr positiv ist.
- Im Abschnitt ② sind Pilzinfektionen, Tuberkulose usw. zu erwarten.

- Ein Abweichen in den Abschnitt ③ ebnet den Boden für Viruserkrankungen (Grippe, Gürtelrose, Asiengrippe etc. sowie die heute üblichen Zivilisationskrankheiten). Krebs liegt bereits in diesem Bereich. Die Neigung dazu vergrößert sich um so mehr, je weiter man sich vom Kreuzungspunkt nach rechts oben entfernt. Die gestrichelten, gekrümmten Linien im Bereich ③ zeigen an, wann noch etwas rückgängig zu machen ist und wann sich das Milieu bereits so stark verändert hat, daß eine Rückführung in normale Verhältnisse nicht mehr möglich ist.
- Im Abschnitt ④ befindet sich der Bereich für schwer krankhafte Keime, beispielsweise Typhus-, Cholera- und Pesterreger.

Verzichten wir in diesem Zusammenhang darauf, die recht komplizierten Berechnungsmethoden nachzuvollziehen, weil es hier nur um das Prinzip geht. Tatsächlich können Sie mit dieser Methode das biologische Alter einer Person ermitteln, das völlig verschieden von dem tatsächlichen Alter sein mag. Ein Mensch kann also ein tatsächliches Alter von 40 Jahren besitzen, aber laut der Bio-Elektronik-Diagnose erst 20 Jahre alt sein. Umgekehrt gibt es Patienten, die „tatsächlich" 60 Jahre auf dem Buckel haben, biologisch gesehen aber bereits 90 Jahre alt sind. Es handelt sich um eine faszinierende Methode, Alter zu bestimmen – und, um auf unseren Ausgangspunkt zurückzukommen, den Grad, die Stufe der Gesundheit bzw. der Krankheit, auf der sich ein Mensch befindet. Auf einer bestimmten Stufe entstehen bestimmte Krankheiten ungleich leichter, d.h. sie sind sogar wahrscheinlich und vorhersehbar! Krankheiten bleiben darüber hinaus in bestimmten Stufen bestehen, selbst wenn man die Symptome beseitigen kann. Alle Arten von rheumatischen Erkrankungen, ebenso Asthma, chronische Bronchitis, Darmleiden, Infektanfälligkeit, Migräne und Ekzeme sowie andere Hautleiden bleiben den Patienten, dem Arzt und der Pharmaindustrie erhalten, wenn nicht das biologische Terrain geändert wird.

Also selbst der Krebs, das Schreckgespenst unserer Tage, ist unter günstigen Voraussetzungen heilbar, wenn der Allgemeinzustand des Patienten, das biologische Terrain, verbessert werden kann.

Der Krebs besitzt seine ganz bestimmten Vorzeichen, er wirft seine Schatten weit voraus. Ausgenommen sind Krebsarten, bei denen erbliche Faktoren, genetische Schäden oder bestimmte psychische Voraussetzungen eine Rolle spielen. Wenn man sinnvoll therapieren will, muß man also

- das akute Problem beheben
- das biologische Terrain verändern, das Rad sozusagen zurückdrehen.

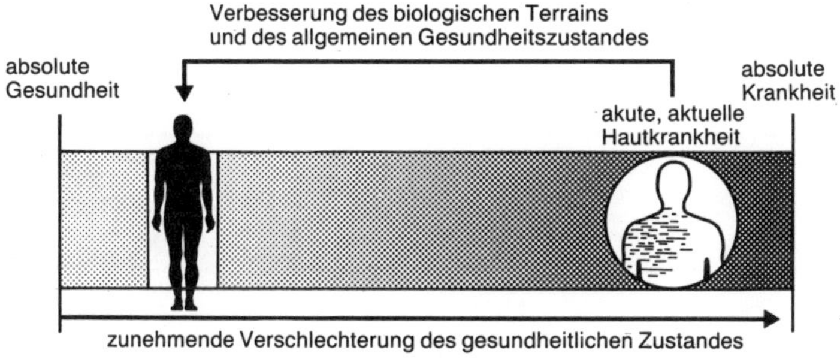

Wer über eine gewisse medizinische und physikalische Ausbildung verfügt, möge in Werken von Prof. Vincent, Dr. Franz Morell und Dr. Helmut Elmau nachlesen, um die exakten Zusammenhänge nachvollziehen zu können.

Nur so viel in gebotener Kürze: Bestimmte Blut-, Speichel- und Harnwerte zeigen, wie es mit der Ausscheidung steht, ob körperliche Bewegung oder Sauna die Lage zu verbessern imstande ist, welchen Stellenwert die Qualität des

Wassers hat, das der Patient trinkt, und wie weit sein Mineralstoffwechsel in Mitleidenschaft gezogen ist. Liegen die Speichelwerte stark außerhalb der Norm, so liegt der Verdacht einer Erkrankung im Verdauungstrakt nahe; weicht der Harn deutlich vom Ideal ab, lassen sich daraus Rückschlüsse über die Regenerationsfähigkeit des Organismus ziehen.

Diese Diagnose kann somit dazu dienen, den Grad der Gesundheit bzw. Krankheit abzuschätzen sowie den Behandlungserfolg bei einer chronischen oder einer immer wiederkehrenden Erkrankung zu prognostizieren. Es wirft tatsächlich ein vollständig anderes Licht auf den Begriff der Krankheit und gibt diesem eine neue Dimension.

Natürlich braucht eine Skala von gesund nach krank nicht nur vier Stufen zu enthalten, wie in der hier vorgestellten Diagnosemöglichkeit. In bezug auf Hautleiden empfiehlt es sich, in sechs Phasen zu denken.

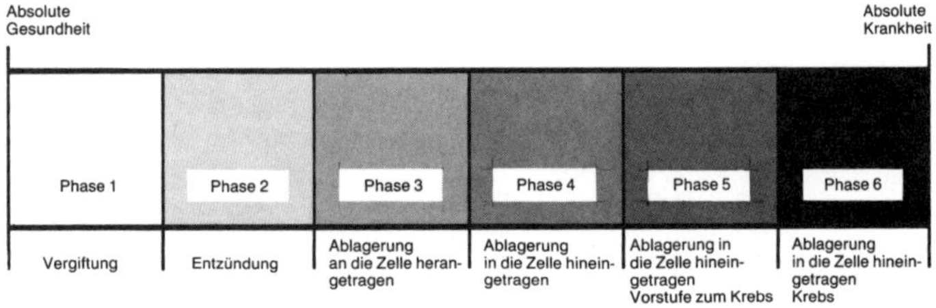

Damit besäße man eine Diagnosemöglichkeit, die sich stark von den herkömmlichen Hautkrankheitsdiagnosen unterscheidet, und mit der – und einzig das ist von Bedeutung – tatsächlich erstaunliche Ergebnisse erzielt werden können.

Diagnose, die unter die Haut geht

Der Mensch kann alles begreifen: Die Schwingungen des Äthers und die Veränderungen, die in der Sonne vorgehen; aber er wird nie begreifen, daß man sich anders schneuzen könne, als er es tut.

Iwan Turgenjew,
russ. Erzähler und Dramatiker, 1818 – 1883

Betrachten wir diesen neuen Diagnoseansatz einmal weiter. Wenn man sich anschaut, wie hochwissenschaftlich heute in der Schulmedizin diagnostiziert wird, kann man tatsächlich vor Ehrfurcht erstarren. Fest scheint zu stehen: Damit man therapieren kann, muß man zuerst eine Diagnose verfassen! Es muß schon alles seine Ordnung haben.

Das Problem besteht jedoch darin, daß nur zu oft die gleiche Therapie verordnet wird, gleichgültig, ob die Diagnose nun Ekzem xy lautet oder Ekzem yz. (Wir wissen inzwischen, daß der Fehler darin liegt, nicht wirklich Diagnose betrieben zu haben.)

Es muß jedoch erlaubt sein, die ewige Routine einmal in Frage zu stellen. Angesichts der ständig zunehmenden Hautleiden darf man nicht versäumen, verfestigte, verkrustete Vorstellungen aufzubrechen.

Was also ist falsch an der Diagnose?

Gestatten Sie mir, noch einmal auf meinen persönlichen Lebensweg zu sprechen zu kommen: Als ich mein Medizinstudium abgeschlossen hatte, wußte ich instinktiv, daß mir noch etwas zum Glücklichsein fehlte. Etwas kam mir nicht ganz geheuer vor. Ich hatte ein paar tausend Krankheiten studiert, hatte bei vielen zahlreiche Details kennengelernt und festgestellt, daß alles nach streng wissenschaftlichen Kriterien geordnet war. Aber die verschiedenen Erscheinungsformen bezüglich Gesundheit und Krankheit stellten kein einheitliches Bild dar. Es war unendlich kompliziert, wenn man die etablierten Wege beschritt; man konnte sich leicht, allzuleicht in dem schulmedizinischen Labyrinth verirren; außerdem existierte kein sinnvolles Ganzes, es gab kein universelles Verstehen, eine Diagnose der gesamten Situation, woraus sich logisch und zwangsläufig ein selbstverständliches Therapiesystem ergeben hätte. Mit anderen Worten: Es existierte nur ein additives Nebeneinander von Erkenntnissen, eine gesunde Logik war selten zu entdecken. Als Arzt hatte man kein leichtes Spiel. Es war nicht wie bei einem Tischler: Je mehr der gelernt hat, um so leichter wird seine Arbeit. Je mehr ich gelernt hatte, um so komplizierter wurde mein Job.

Darüber hinaus beobachtete ich sehr früh, daß die Therapie und die Diagnose oft nicht aufeinander abgestimmt waren. Auf der einen Seite existierte eine manchmal unendlich komplizierte Diagnose, die jedoch keinen Einfluß auf die Therapie hatte. Abgesehen von der künstlichen Trennung dieser beiden medizinischen Teilbereiche konnte man sich die gegebenen Therapiemöglichkeiten oft an den Fingern einer Hand abzählen.

Der Schulmediziner konnte bei Hautproblemen folgendes verordnen:

- Antibiotika, d.h. aus Mikroorganismen gewonnene biologische Wirkstoffe, die andere Mikroorganismen im Wachstum hemmen oder abtöten (zum Beispiel Penizillin)
- Kortison, ein Hormon der Nebennierenrinde, also ein vom Körper gebildeter Wirkstoff, der eine bestimmte Körperfunktion reguliert; und Immun-Suppresiva, die der Abschwächung oder Unterdrückung einer Abwehrreaktion dienen

- entzündungshemmende Mittel und Schmerzmittel
- Psychopharmaka, d.h. verschiedene Arzneimittel, die u.a. eine dämpfende, beruhigende, stimulierende Wirkung auf die psychischen Abläufe im Menschen ausüben (sie wurden häufig eingesetzt, wenn die Behandlung erfolglos blieb oder der Patient zu lästig wurde)
- diverse andere Mittelchen wie Pflegesalben, Wurmmittel und dergleichen.

Es fehlte hierbei ein gewisser Zusammenhang, eine Logik, obwohl ich damals noch nicht definieren konnte, worin genau der Fehler bestand.

Inzwischen weiß ich, woran das System der Schulmedizin krankt: Die Diagnose ist falsch; die Art, wie man sich den diversen Krankheiten nähert!

Eine richtige Diagnose sollte doch zielgerichtet in die entsprechende Therapie einmünden. Logischerweise müssen diese beiden Schritte eine Einheit bilden. Man kann nicht eine Diagnose erstellen, um darauf eine nicht damit im Zusammenhang stehende Therapie folgen zu lassen! Als Begründung für ein solches Vorgehen kann nicht der Hinweis akzeptiert werden, daß dies der übliche Weg sei. In solch einem Fall handelt es sich nicht wirklich um eine Diagnose.

Erinnern wir uns nochmals: Diagnose bedeutet ursprünglich durch und durch erkennen oder völlig durchschauen. In diesem Sinne wird der Begriff Diagnose heute indes nicht mehr verwendet.

Wie geht man statt dessen heute vor? Nun, man ordnet Krankheiten einfach der derzeit gängigen Einteilung zu. Man ordnet zu, anstatt zu diagnostizieren. Aber zuordnen entspricht weder der ursprünglichen Bedeutung des Wortes, noch bringt uns diese Art des Vorgehens auch nur einen einzigen Schritt in der Therapie weiter! Und tatsächlich können die heutigen chronischen Krankheiten deshalb oft nicht geheilt werden, weil man sie nicht durchschaut hat. Die

Schmerzen oder Symptome des Patienten werden allenfalls gelindert.

Fest steht, daß die Therapie in der heutigen Schulmedizin zu selten nahtlos an die Diagnose anschließt, was dem Idealzustand entspräche. Bei einer echten Diagnose müßte man dagegen genau erkennen, was die Ursachen für eine Krankheit sind, und wäre dann auch in der Lage, sie zu heilen. Eine solche wirkliche Therapie leistet die heutige Schulmedizin jedoch zu selten, obwohl sie sich durchaus bemüht. Aber man besteht mancherorts so erstaunlich standhaft auf nichtfunktionierenden Grundsätzen (z.B. „Folge unbedingt der Einteilung des Herrn Professor XY!"), daß damit eine erfolgreiche Therapie verhindert wird, daß neue Ansätze nicht erkannt werden. Die einzige Art von Änderung, welche man heute einzuführen imstande ist, liegt in der Dimension solcher Sätze wie: „Die Wirksamkeit von Kortison konnte mit dem Methyl-Benzyl-Derivat in der Lambda-Stellung um 3,37 % gesteigert werden; damit erweist es sich dem Dorotol-Rera-Derivat in signifikanter Weise überlegen."

Ich glaube, wir können auf die Klärung der Begriffe in diesem Zusammenhang ausnahmsweise verzichten – unerwähnt bleibt bei solchen Statements zu oft, daß Krankheiten nach einer Weile wiederkehren.

Eine Bezeichnung, ein Name für eine Krankheit ist vielleicht eine kreative Aktion oder beweist eine gewisse Sprachbegabung, aber sie führt nicht notwendigerweise auch zu Erkenntnissen. Als Diagnose sollte nur das gelten dürfen, was brauchbare Ergebnisse ermöglicht. Wenn sich keine Lösung durch eine Diagnose ergibt, dann muß man die Methode wechseln.

Ein vernünftiges Vorgehen wäre es, nachdem wir Krankheit als eine Reaktion des Organismus auf einen schädlichen Einfluß definiert haben, Krankheiten danach einzuteilen, auf welche Weise der Organismus reagiert. Eine solche Zuordnung könnte dann zugleich die Basis der Diagnose darstellen.

Eine Reaktionsmöglichkeit des Körpers besteht z.B. darin, eine Entgiftung herbeizuführen. Dem vorausgegangen ist folgerichtig eine Vergiftung, d.h. dem Körper wurde beispielsweise von einer Substanz zuviel zugeführt. Er antwortet darauf mit Ausscheidung. Der Arzt erkennt diesen Mechanismus, diagnostiziert Vergiftung und therapiert daher mit Entgiftung. So harmonieren Diagnose und Therapie, stellen sie zwei Seiten einer Medaille dar! Die Diagnose sollte also immer zugleich zur Therapie führen, die beiden Vorgänge dürfen nicht beziehungslos nebeneinanderstehen.

Viele Krankheiten können tatsächlich ganz oder zum Teil als Vergiftungen angesehen werden. Dennoch darf man selbstredend nicht jede Krankheit unbesehen als Vergiftung apostrophieren. Bei einer ganzen oder teilweisen Vergiftung wird der Organismus jedoch mit einer Entgiftung reagieren. Wenn wir etwas Minderwertiges essen, wenn dies etwa gar Bakterien oder Viren enthält, so reagiert der Körper unmittelbar mit einer Abwehrreaktion, er will es ausscheiden, loswerden. Erbrechen, Durchfall, offene Beine, Sekrete aus künstlichen und natürlichen Körperöffnungen – all das muß als Bestreben des Organismus gedeutet werden, sich selbst zu helfen und von Unrat zu befreien. Verschiedene Erscheinungen fallen damit unter eine Diagnose.

Es ist also vernünftig, bei der Diagnose nicht nach dem Namen zu fragen, sondern nach dem vorliegenden, sich abspielenden und zugleich zur Lösung führenden Prinzip. Dafür muß man zunächst wissen, wie der Körper arbeitet. Man sollte erst eingreifen, nachdem man diese Selbstheilungsvorgänge verstanden und nachvollzogen hat.

Einen Durchfall zu „verstopfen“, mag in den Augen des Zuschauers, der den Magier Arzt bewundert, eine Heldentat sein. Oft behindert dies jedoch den eigentlichen Heilungsvorgang. Der Arzt, der dies unbesehen tut, weiß nicht, daß er das Gift im Körper beläßt und daß der Organismus nun zu anderen, nicht mehr so effektiven Methoden der Reinigung greifen muß. Als Folge taucht eine andere „Krankheit“

auf, etwa Abszesse (Eitergeschwüre), was nur einen neuerlichen und komplizierteren Weg des Körpers darstellt, sich schädlicher Einflüsse zu entledigen. Im schlechten, aber leider zu häufigen Fall erkennt der Arzt nicht den Zusammenhang zwischen diesen beiden Phänomenen und unterdrückt den erneuten Heilungsversuch des Körpers, indem er eine neue Diagnose stellt und eine neue Therapie in die Wege leitet. Dabei handelt es sich bei Licht betrachtet um die gleiche Angelegenheit – mit gefährlicher Fortsetzung allerdings. Es wurde also keine Diagnose bzw. eine falsche Diagnose erstellt, die Krankheit wurde nicht „durchschaut".

Man darf also die Symptome nicht mit der wirklichen Krankheit verwechseln! Wenn der Durchfall beseitigt ist, heißt das nicht, daß die Beschwerden verschwunden sind. Man kann auf diese Weise den Organismus sogar zu schwerwiegenden Erkrankungen treiben, indem man ihm seine Selbstheilungsmöglichkeit nimmt.

Behindern darf man einen Körpermechanismus erst, wenn der Organismus die Kontrolle verloren hat und akute Gefahr besteht, wie z.B. im Falle des Flüssigkeitsmangels. Es gilt also, die Mechanismen (also die Möglichkeiten des Organismus) zu kennen und die Situation richtig einzuschätzen.

Wiederholen wir: Wenn die Diagnose Vergiftung lautet, heißt die Therapie sehr einfach Entgiftung. Warum? Weil die Aktion parallel zu den körpereigenen Maßnahmen geschaltet ist.

Häufig ist die Diagnose natürlich komplexer Natur und eine Krankheit weniger leicht zu durchschauen. Manchmal kann es wirklich eine Kunst sein, den Knoten zu entwirren – und man muß wissen, welches Prinzip man als erstes anwenden muß und welches danach. Aber selbst dann bleibt eine richtige Diagnose einfach, weil es nur wenige grundsätzliche Möglichkeiten gibt: Es gibt genau so viele Diagnosen, wie der Körper über Abwehrmechanismen verfügt!

Aber bleiben wir bei dem Prinzip der Entgiftung. Bei Hautkrankheiten ist es fast immer anwendbar. In diesem

Sinne kann man zur Therapie Auslaugebäder verordnen oder Einläufe. Immer unterstützt man den Körper. Fasten, Trinkkuren, all das funktioniert einfach deshalb, weil es die Arbeit des Organismus erleichtert. Der Patient fühlt sich erleichtert, befreit und entlastet.

Lassen Sie uns im folgenden ins Detail gehen.

Die Therapie oder Wer heilt hat recht

Steigerung des Luxus: eigenes Auto, eigene Villa, eigene Meinung.

Wieslaw Brudzinski,
poln. Schriftsteller, geb. 1920

Das Prinzip

Es ist das Verdienst Dr. Reckewegs, darauf aufmerksam gemacht zu haben, daß man Krankheiten allein unter dem Gesichtspunkt der zunehmenden Vergiftung sehen kann. Man sollte in diesem Zusammenhang noch einmal festhalten, daß man von verschiedenen medizinischen Blickpunkten ausgehen kann und daß man Gesichtspunkte gegebenenfalls wechseln sollte und jeweils den Blickpunkt einnehmen muß, der die Lösung bringt. Tatsächlich beschränkt die Schulmedizin ihre Blickpunkte; einige Vertreter fürchten, daß sonst das ganze Gebäude einstürzen könnte. Betrachtet man indes Krankheit vom Blickpunkt der Vergiftung her, so gewinnt man eine fabelhafte neue Diagnosemöglichkeit; je weiter die Vergiftung fortschreitet und je mehr sie den Organismus schädigt, desto ernster wird die Krankheit. Man darf jedoch auch hier nie vergessen, daß es sich um nur *eine* mögliche Sichtweise handelt, die jedoch erstaunliche Resultate zeigt.

Während Reckeweg indes *alle* Krankheiten in einem Schema einordnet, das unserer Einteilung von völlig gesund bis vollständig krank in etwa entspricht, sei an dieser Stelle das Augenmerk in erster Linie auf die Hautkrankheiten gerichtet. Auch Hautkrankheiten kann man entlang einer Skala einordnen und in Phasen unterteilen, wie wir es grundsätzlich schon auf Seite 50 angesprochen haben. Während am Anfang (Phase I, II und III) relativ ungefährliche Hautprobleme anzusiedeln sind, ruft eine fortschreitende Vergiftung bereits weitaus kompliziertere Hautkrankheiten hervor. Im folgenden wollen wir die einzelnen Phasen gesondert betrachten.

Phase I

In dieser erfolgt die sofortige Reaktion und Wiederherstellung durch den Organismus selbst. Hier sind kaum echte Probleme angesiedelt, weil sie sich rasch in Wohlgefallen auflösen, sofern kein Gift nachgereicht wird (was etwa durch die Ernährung, durch verkeimtes Wasser usw. erfolgen könnte). Schweißabsonderungen, Schuppen, wäßriger Schnupfen (wenn nicht allergisch) und überhaupt die Ausscheidung von Giften über die Haut fallen in diese Kategorie. Der Patient braucht sich hierum normalerweise nicht zu sorgen. Es handelt sich um normale Entgiftungsmechanismen. Aber auch das Erbrechen nach schlechtem Essen, Durchfall (sofern ein minderwertiger Darminhalt gegeben ist), regelmäßige Absonderungen durch die Magen-, Blasen-, Bronchien-, Nasen- und Darm-Schleimhäute fallen in diese Abteilung. Sodbrennen, Reizungen der Blase und Reizungen um den After als Ausscheidungsmechanismen kann man ebenfalls als Entgiftungsbemühungen des Organismus verstehen. Aber bleiben wir bei der Haut: Schweiß, übelriechender Schweiß, Hautunreinheiten, bei denen man beobachten kann, daß sie von innen kommen (also Ausscheidungen sind), erhöhte Talgproduktion – all dies läßt sich hier rubrizieren, wobei man diese Klassifikation konzeptionell verstehen sollte: Auch bei schwereren Krankheiten sucht der Körper oft ein (Ausscheidungs-)Ventil, z.B. beim „offenen Bein“, dem *Ulcus cruris,* dem Beingeschwür. Darüber hinaus darf man nicht vergessen, daß die Durchblutung eine Rolle spielt. Aber bleiben wir bei unserem Blickpunkt der Entgiftung.

Phase II

Ist die Stufe der Entzündung erreicht, häuft sich mehr und mehr Gift an; vom Körper muß es zunächst um- und abgearbeitet werden, bevor es ausgeschieden werden kann. Tatsächlich sind in dieser Phase die meisten Hauterscheinungen angesiedelt. Wenn zu einem späteren Zeitpunkt Ausscheidungen nicht mehr möglich sind, zeigen sich Hautprobleme meist nur noch als Nebenerscheinung zu einer schweren Krankheit. Insofern ist eine Hautkrankheit, so verrückt es klingen mag, ein positives Zeichen. Sie darf nie unterdrückt, sondern muß von innen her ausgeheilt werden!

Welche (Haut-) Krankheiten treten nun in dieser Phase auf? Nun, es sind Ekzeme (juckende Entzündung der Haut) aller Art, Exantheme (Hautausschlag; abgesehen von den allergischen Komponenten), Scharlach, Röteln, Windpokken und viele andere mehr. Man könnte sogar das erste und zweite Stadium der Syphilis hier einordnen.

Sofern es dem Organismus nicht gelingt, Gift auszuscheiden, lagert er es in den inneren Organen ab, was als drittes Stadium beschrieben wird. Aber bleiben wir noch einen Moment in Phase II. Folgende Hautkrankheiten kann man hier einordnen: *Erythema infektiosum* (harmlos ansteckende Infektionskrankheit mit großfleckigem, rosafarbenem Hautausschlag); *Erysipel* (Wundrose, ansteckende Entzündung der Haut); *Impetigo contagiosa* (Eitergrind, entzündliche Erkrankung der Haut mit charakteristischer Blasenbildung); *Pyoderma* (durch Eiterungen verursachte Erkrankung der Haut); *Akne vulgaris* (gewöhnliche Form der Akne, bei der sich durch Mitesser verstopfte Haarbälge eitrig entzünden); *Erythema exsudativum multiforme*

(Scheibenrose, vielgestaltige Hautrötungen mit Knoten o.a.).; *Erythrodermia* (ausgedehnte, großflächige, entzündliche Rötung der Haut); Furunkel (tiefreichende, akut-eitrige Entzündung und Einschmelzung des Haarbalgs und seiner Umgebung); Furunkulose (ausgedehnte Furunkelbildung); Karbunkel (Ansammlung mehrerer, dicht beieinanderstehender und ineinanderfließender Furunkel) sowie alle Entzündungen an der Haut (inklusive Unreinheiten und Mitesser).

Phase III

In Phase III beginnt der Körper bereits zu resignieren. Tatsächlich wurde er mit zuviel Gift belastet, so daß er es nicht mehr ausscheiden kann, sondern es ablagern muß. In dieser Phase treten auf: Keratosen (übermäßige Verhornungen); Wucherungen; Warzen (bzw. alles, was eine Verdickung darstellt); Leberflecken, Altersflecken, Pigmentierungen; alle Arten von chronischen (oder immer wiederkehrenden) Infektionen; Scabies (Milben); Chronische Infektionen; Katarakt (grauer Star, der die Linse des Auges trübt); Ablagerungen wie Gewebsschwellungen und beginnende Gelenkbeschwerden (Arthrosen); *Impetigo contagiosa* (in fortgeschrittenem Stadium); Atherome (Ansammlungen von Talg oder Fett in geschwulstartigen Bereichen); Pilzkrankheiten; alle chronischen, sich dahinschleppenden Reizungen, Entzündungen und Ansammlungen wie Polypen (Nase-Rachen-Raum, Dickdarm, Gebärmutter); Schleimhaut-Schwellungen; Ablagerung in den Blutgefäßen; Arteriosklerose (mit allen Folgeerscheinungen, Durchblutungsstörungen, die sich an der Haut zeigen oder spüren lassen).

In dieser Phase beginnen die chronischen Krankheiten, die z.B. dadurch bedingt sind, daß sich Schwellungen und Ablagerungen in der Hirnanhangdrüse oder in der Nebenniere bilden und die Funktion dieser Hormondrüsen behindern. Auch Frauenkrankheiten (Zysten) sind hier anzusiedeln sowie ihre Folgeerscheinungen (Pigmentierungen, fehlende Pigmentierungen, aufgedunsene Haut). Tatsächlich beginnt hier bereits das vorzeitige Altern.

In Phase III anzusiedeln sind außerdem Verstopfung, Bluthochdruck, falsche Darmbakterien (infolge mangelnder Abwehr und mangelnder Regulationsbereitschaft des Körpers).

Dennoch: Diese drei ersten Phasen tendieren auch zur Selbstverbesserung; wenn die Giftzufuhr gestoppt wird, besitzt der Organismus die Kraft, sich selbst auszuheilen.

Phase IV

Erst in der vierten Phase beginnt die Schädigung der Zelle selbst. Einzuordnen sind hier Degeneration der Haut; vorzeitige Alterung; Haarausfall; Verbrennungen; Schädigung durch scharfen Ausfluß an Körperöffnungen; Altersflecken-Pigmentierungen. Auch Allergien gehören zu dieser Kategorie, weil eine desorientierte Abwehr letztlich auf eine Zellschädigung (der Abwehr) zurückzuführen ist.

Tatsächlich spielt sich diese Phase innerlich ab; sie zeigt sich in der Regel nur als Folgeerscheinung an der Haut, etwa durch schlechte Durchblutung oder indem sich die allergische Komponente dann dort abspielt.

In der Depositions-Phase (Phase III) erscheint die Haut gequollen und Ablagerungen sind vorhanden. In Phase IV hingegen nimmt die Quellung wieder ab, an ihre Stelle tritt eine Abnahme an Substanz.

Phase V

In der Phase V, der Degenerations-Phase, finden wir Krankheiten wie *Lupus vulgaris* (tuberkulöse Erkrankung der Haut, charakterisiert durch Hautknötchen, die in Geschwüre übergehen und mit Narben abheilen können); *Lupus erythematodes* (Zehenflechte, entzündliche Hautkrankheit mit vielgestaltigem Krankheitsbild, speziell charakterisiert durch bläulichrote Hautflecken, innere Organe mitbeteiligt); Lepra; Pemphigus (Blasensucht der Haut und der Schleimhäute); Ichtyosis (Hautleiden mit übermäßiger Trockenheit, Abschuppung sowie abnormer Verhornung der Haut infolge veränderter oder fehlender Talg- und Schweißdrüsenabsonderung). Ferner in diese Phase einzuordnen sind Hautkrankheiten, die man als eine Vorstufe zum Krebs bezeichnen kann.

Psoriasis (Schuppenflechte) erstreckt sich – je nach ihrem Schweregrad – über mehrere dieser Phasen (II bis V). Sie zeigt sich natürlich an der Haut, bei schwereren Fällen lagert sie sich aber auch in den Gelenken ab, noch schwerere Psoriasis schädigt das Gelenk bis zur gänzlichen Degeneration.

Degenerative Erkrankungen wie multiple Sklerose, Nervenkrankheiten und Leberzirrhose (chronisches Leiden mit Bindegewebsvermehrung und Schrumpfungserscheinungen in der Leber u.a.m.); Sklerodermie (krankhafte Quellung des Bindegewebes, die mit Verhärtung und Verdünnung der Haut endet); Elephantiasis (die Beine schwellen aufgrund der Degeneration der Lymphe an); Zuckerkrankheit; *Erythema nodosum* (entzündliche Rötung der Haut, speziell an den Unterschenkeln mit Bildung schmerzhafter roter Knoten) und die Schrumpfniere: Alles, was zugrunde geht und degeneriert, kann man in diese Phase einordnen.

Phase VI

In der letzten Phase schließlich finden wir den Hautkrebs, bösartige Geschwulste und alle sonstigen Krebsleiden.

Zu sagen bleibt, daß Hautkrankheiten manchmal vom

Phase I	*Phase II*	*Phase III*
Schweißabsonderung	Ekzeme	Keratosen
Schuppen	Exantheme	Wucherungen
wäßriger Schnupfen	Scharlach	Warzen
Erbrechen	Röteln	Leberflecken
Absonderungen durch die Magen-, Blasen-, Bronchien-, Nasen- und Darm-Schleimhäute	Feuchtblattern	Altersflecken
Sodbrennen	Syphilis	Pigmentierungen
Reizung der Blase Reizungen um den After (als Ausscheidungsmechanismen)	Erythema infektiosum	Chronische Infektionen
Schweiß	Erysipel	Scabies
Übelriechender Schweiß	Impetigo contagiosa	Katarakt
Hautunreinheiten	Pyodermien	Ablagerungen
Erhöhte Talgproduktion	Akne vulgaris	Impetigo contagiosa (fortgeschrittenes Stadium)
	Erythema exsudativum multiforme	Atherome
	Erythrodermia	Pilzkrankheiten
	Furunkel	Schleimhaut-Schwellungen
	Furunkulose	Ablagerung in den Blutgefäßen
	Karbunkel	Arteriosklerose (Anfangsstadium)
	Entzündungen an der Haut	Frauenkrankheiten (Zysten etc.)
		Pigmentierungen
		Fehlende Pigmentierungen
		aufgedunsene Haut
		Verstopfung
		Bluthochdruck (Anfangsstadium)
		Falsche Darmbakterien
		Psoriasis

Phase IV	*Phase V*	*Phase VI*
Degeneration der Haut Vorzeitige Alterung Haarausfall Verbrennungen Scharfer Ausfluß an Körperöffnungen Altersflecken-Pigmentierungen Allergien Hautkrankheiten mit allergischer Komponente Schlaffe, fade Haut Psoriasis	Lupus vulgaris Lupus erythematodes Lepra Pemphigus Ichtyosis Psoriasis (schwere Form) Degenerative Krankheiten Multiple Sklerose Nervenkrankheiten Leberzirrhose Sklerodermie Elephantiasis Zuckerkrankheit Erythema nodosum Schrumpfniere Vorstufe zum Krebs	Hautkrebs Bösartige Geschwülste Sonstige Krebsarten

Organismus als Ventil verwendet werden. Ein offenes Bein bei Diabetes beispielsweise oder Hautausschläge bei Rheuma sind oft als ein Zeichen von Besserung aufzufassen. Hautausschläge bei Nierenkranken (Ausscheidung durch die Haut!) dürfen also nicht unterdrückt werden.

Im übrigen wird in den Phasen IV, V und VI die Therapie immer schwieriger, weil der Organismus schon allzusehr geschädigt ist. Oft ist nur noch eine Besserung, aber keine völlige Ausheilung zu erreichen. Dennoch ist eine Therapie, die darauf abzielt, den Patienten in bessere Phasen zu versetzen, anzuraten, um das Fortschreiten der Krankheit zu verhindern.

Geradezu unverantwortlich (ja bisweilen tödlich für den Patienten) ist es, aufgrund der Unkenntnis dieser einzelnen Phasen auf eine Verschlechterung zu warten. Es ist grundfalsch, die einzelnen Erscheinungen als gleichwertige Krankheiten zu betrachten. Oft verschwindet eine Hauterkrankung, um in eine andere Symptomatik überzugehen, welche dann aber meist ernsterer Natur ist.

Außerdem ist es ein Fehler, sich nur um die offensichtlichen Krankheitserscheinungen zu kümmern. Durch Medikamente, die Abwehrmechanismen des Körpers unterdrücken, bewirken einige Ärzte eine Verschiebung in eine schlechtere Phase! Die einzig richtige Methode besteht indes darin, sich prinzipiell um eine Verschiebung zu besseren Phasen hin zu bemühen.

Wenn ein Krebskranker Asthma bekommt, ist er also nach dieser Auffassung aus dem unmittelbaren Gefahrenbereich heraus und kann sich glücklich schätzen. Natürlich wirft dies ein vollständig neues Licht auf die Medizin. Es erfordert ein radikales Umdenken. Aber es vergrößert die Heilungschancen von Kranken und Hautkranken um ein Vielfaches.

Auf den Seiten 64 und 65 haben wir unsere Diagnose einmal im Überblick betrachtet.

Es ist dabei von sekundärer Bedeutung, ob ich in diesem

Raster eine Krankheit aufgelistet habe oder nicht. Es kommt lediglich auf das Prinzip an, Krankheiten auf diese Weise einordnen zu können; es wird nämlich hier den körpereigenen Mechanismen Rechnung getragen. Krankheiten vermag man mit diesem Raster plötzlich zu verstehen, sie ergeben einen Sinn.

Nun könnte man sophistisch fragen, ob man dadurch den Tod aufhalten könnte. Denn bei konsequenter Anwendung müßte man sich ja systematisch die einzelnen Phasen zurückbewegen können – in Richtung Gesundheit. Lassen Sie mich dazu folgendes sagen: Dieses Instrument, das man Körper nennt, diese Kohlenstoff-Sauerstoff-Maschine, deren wir uns bedienen, ist natürlich dafür konstruiert, zu sterben. Der Zyklus lautet: Geburt-Wachstum-Alter-Tod. Es ist dies eine relativ illusionslose Sicht der Dinge, aber man ist immer gut beraten, wenn man der Tatsache ins Auge blickt.

Organismen sind nicht zum ewigen Überleben konstruiert, sie sind relativ kurzlebige, vergängliche Maschinen, die allerdings während der Lebensphase in gutem oder schlechtem Zustand sein können. Sie können anfällig oder robust, krank oder gesund sein, können versagen oder funktionieren. Man vermag lange oder kurz zu leben, je nachdem, wie man mit dieser Maschine umgeht. Lassen Sie sich nicht von einigen Marktschreiern irritieren, die immer darauf hinweisen, daß der sprichwörtliche Opa trotz Zigarre 90 Jahre alt wurde. Das ist die Ausnahme, die nur die Regel bestätigt. Im allgemeinen verhält es sich so, daß die persönliche Verhaltensweise natürlich einen Einfluß auf die Dauer und Qualität des Lebens hat. Das biologische Alter muß also nicht mit dem tatsächlichen Alter übereinstimmen. Man kann fit bis ins hohe Alter bleiben und sich lange in den Phasen I und II bewegen. Die Frage, ob es einmal möglich sein wird, den Körper ein paar hundert Jahre lang spazierenzuführen, gehört in den Bereich der Science-fiction und ist nicht Thema dieses Buches.

Der Durchbruch und die eigentliche Neuerung der im vorangehenden vorgestellten Betrachtungsweise, wiederholen wir es noch einmal, besteht darin, daß verschiedene Krankheiten nicht stupide additiv aneinandergereiht werden. Sie als Patient können jetzt schon identifizieren, wo Sie stehen. Sie können sehen, ob man immense Anstrengungen unternehmen muß, um wieder die Phase der Gesundheit zu erreichen, oder ob Ihre Krankheit relativ unproblematisch ist. Es ist dies eine völlig neue Sicht der Medizin und des Gesund-krank-Begriffes, und sie gibt dem Arzt und dem Patienten ganz neue Therapiemöglichkeiten an die Hand.

Wie nehmen sich diese nun konkret aus?

Hautnahe Information über die Haut

Bevor wir uns auf das konkrete Terrain der Therapiemöglichkeiten begeben, ist es ratsam, sich dieses Phänomen Haut zunächst etwas näher zu betrachten. Außerdem gilt es, einige Begriffe zu definieren. Worum handelt es sich also bei diesem Organ, das den Körper einhüllt? Die Haut schützt die Gewebe und Organe des Körpers vor direkten Einwirkungen der Außenwelt, sie dient aber auch der Wärmeregulation und der Atmung. Von außen an den Körper herangetragene Reize, etwa Wärme- oder Berührungsempfindungen, nimmt sie vermittels der in ihr vorhandenen Tastkörperchen wahr.

Man kann die Haut also als Verbindung zwischen der Innen- und Außenwelt betrachten.

Wie setzt sich diese Hülle zusammen? Sie besteht aus der Oberhaut (Epidermis), der Lederhaut (Corium) und der Unterhaut (Subcutis), die sich ihrerseits z.T. wieder aus verschiedenen Schichten zusammensetzen.

Betrachten wir zunächst die Oberhaut gesondert: sie besteht, vereinfacht ausgedrückt, einerseits aus abgestorbenen

Aufbau der Haut

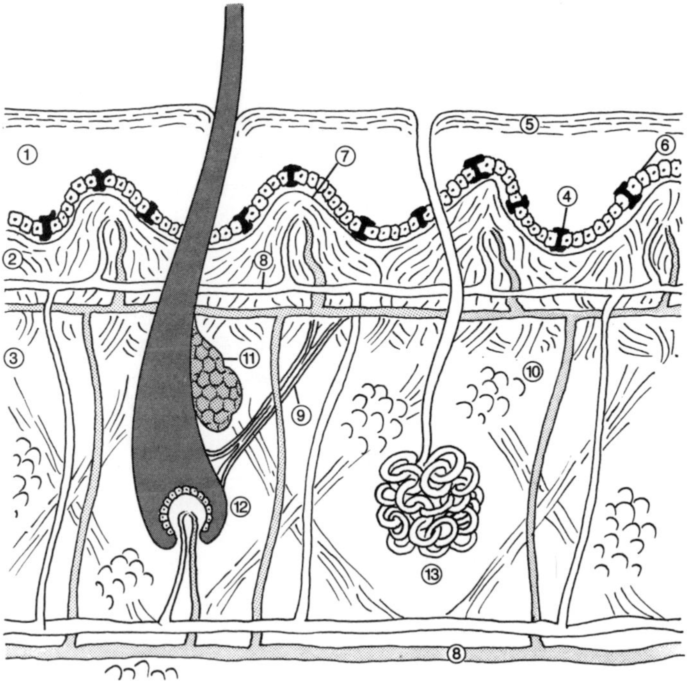

① Oberhaut (Epidermis)
② Lederhaut (Corium)
③ Unterhaut (Subcutis)
④ Pigmentzelle
⑤ Hautschicht
⑥ Basalzellen
⑦ Basalmembran
⑧ Blutgefäße
⑨ Haarmuskel
⑩ Fettgewebe
⑪ Talgdrüse
⑫ Haarwurzel
⑬ Schweißdrüse

und verhornten Hautschuppen, andererseits aus wachsenden, sich teilenden Zellen. Dieses Nebeneinander kann man am besten illustrieren, wenn man das „Hautleben“ einer Schlange unter die Lupe nimmt. Die Schlange, die sich zu häuten beginnt, streift den toten Teil ihrer Oberhaut nach einer Weile ab, während darunter bereits die neue Haut zum Vorschein kommt. Ebenso, wenn auch nicht so deutlich sichtbar, erneuert sich auch die Haut des Menschen regelmäßig.

Auch die Epidermis besteht wiederum aus verschiedenen Lagen. Die Grenzschicht zur darunter liegenden Lederhaut stellt die sogenannte Basalmembran dar. Das Wort *Membran* bedeutet nichts anderes als ein „dünnes, feines Häutchen", das eine trennende beziehungsweise abgrenzende Funktion besitzt. *Basal* heißt wörtlich übersetzt „an der Grundfläche eines Organs oder Körperteils liegend". Die Funktion der Basalmembran besteht u.a. darin, Nährstoffe aufzunehmen und Stoffwechselschlacken, also Abfälle, abzugeben. Dieses Grenzhäutchen ist also Passierstelle für den Austausch zwischen alt und neu.

Auf dieser Grenzschicht liegen die untersten Zellen der Epidermis, die Basalzellen. Sie reihen sich gleich einer Gruppe von Grenzposten auf der Basalmembran auf. Dazwischenliegende Pigmentzellen, in der Graphik der Verdeutlichung halber schwarz gezeichnet, könnte man als Sonderposten in der Patrouille bezeichnen. Sie sorgen dafür, daß „Eindringlinge", sprich schädliche Strahlung, keinen größeren Schaden anrichten können. Zu diesem Zweck bilden sie Pigmente. Hierbei handelt es sich um einen braunen Farbstoff, der für die Körperbräune verantwortlich zeichnet. Färbt sich die Haut braun, so liegt eine Vermehrung bzw. erhöhte Aktivität der Pigmentzellen vor. Man könnte diese Zellen auch als Sonnenschirm bezeichnen, der das darunter liegende Gewebe vor der Strahlung schützt. Allein durch die Klärung der Tatsache, daß Strahlung negative Auswirkungen besitzt, gegen die der Körper durch die Konstruktion seiner Haut eigene Abwehrmaßnahmen ergreift, lassen sich schon Rückschlüsse auf den Wert (bzw. Unwert) der Sonnenbräune ziehen!

Der obere Bereich der Epidermis wird Hornschicht genannt. Diese besteht aus abgestorbenem Zellmaterial und ist, abhängig von der Beanspruchung, unterschiedlich stark ausgebildet. Am Oberlid zum Beispiel ist sie sehr dünn, während sie an den Fußsohlen meist verdickt ist. Bei Naturvölkern ist die Hornschicht an den Fußsohlen ungleich stärker und somit wesentlich unempfindlicher als bei Menschen in unseren Breiten. Diese Hornschicht besitzt ebenfalls Schutzfunktionen; Einwirkungen durch Wärme und Kälte wie auch durch Druck oder Stoß werden durch sie abgeblockt. Erinnern Sie sich an Ihre letzten drückenden Schuhe? Die Schwielen, die durch zu enges Schuhwerk entstehen, sind natürlich eine unerwünschte Veränderung der Hornschicht – hervorgerufen durch einen Schutzmechanismus der Haut, die auf natürliche Weise darauf aufmerksam macht, daß etwas im argen liegt.

Im übrigen unterliegt die Haut einem ständigen Erneuerungsprozeß. Altes tritt ab, um Neuem Platz zu machen. Die Erneuerung der Oberhaut, von der Basalzellschicht bis zur Hornschicht, dauert normalerweise drei Wochen.

Unter der Oberhaut liegt als nächste Hautschicht die Lederhaut. Sie besteht aus zwei verschiedenen Abschnitten, aus einem strafferen, oberen Bereich sowie einer darunterliegenden lockeren Schicht. In der Lederhaut befinden sich Blutgefäße und Nervenfasern mit speziellen Endorganen, welche für die verschiedenen Wahrnehmungen, wie z.B. Temperatur-, Berührungs- und Druckempfinden, verantwortlich sind.

Die Unterhaut besteht vor allem aus Fettgewebe, welches durch sogenannte Bindegewebsstränge in einzelne Abschnitte unterteilt wird. Das Fettgewebe zeigt je nach Person unterschiedliche Ausbildung. Zurückzuführen sind diese Abweichungen unter anderem auf das Geschlecht, das Alter, die hormonelle Situation, die Ernährung, Vererbung usw. In dieser dritten Hautschicht verlaufen ferner die größeren Blutgefäße sowie die dickeren Nervenfasern. Weiterhin liegen hier die Haarwurzeln mit ihren Talgdrüsen und kleinen Haarmuskeln.

Die Talgdrüsen sind dafür zuständig, ein von ihnen produziertes bestimmtes Fett (etwa ein bis zwei Gramm täglich) über die Haare an die Hautoberfläche abzugeben, wodurch Haut und Haare geschmeidig gehalten werden. Auch hierbei handelt es sich wiederum um einen Schutzmechanismus. Ist der Ausgang an der Oberfläche beispielsweise durch eine Verhornung, wie dies bei der Akne der Fall ist, verstopft, kann der Talg natürlich nicht frei fließen. In der Folge bilden sich an solchen Stellen „Mitesser", die sich durch Pigmente und Schmutz schwarz färben können. Diese Mitesser verleiten immer wieder dazu, sie auszudrücken, was aber in den meisten Fällen mehr Schaden als Nutzen bringt. Zu leicht können umliegende Zellen beschädigt werden.

Besonders viele dieser Talgdrüsen befinden sich im Gesicht (Stirn, Nase, Kinn), weshalb in diesem Bereich sehr häufig Akne entsteht. Wenige Talgdrüsen dagegen siedeln an den seitlichen Wangenpartien, an Armen und Beinen. An diesen Stellen gibt es verständlicherweise häufig trockene Haut, da die Talgmenge hier nicht ausreicht, um die Haut geschmeidig zu erhalten.

Damit die Haut samtig weich und geschmeidig bleibt und sie damit ihre Funktion der Abwehr von Eindringlingen in den Körper erfüllen kann, umhüllt sie sich also mit einem Fettmantel. Bei intakter Hautoberfläche ist man normalerweise unempfindlich gegenüber Schädigungen bakterieller Art, wenn also Krankheitserreger den Organismus bedrohen. Zwar befinden sich auch auf der gesunden Haut Erreger, diese halten sich jedoch gegenseitig in Schach. Das bedeutet, daß Bakterien eigentlich nur dann zu Krankheitserregern werden, wenn der Fett- (und Säure-)mantel der Haut beschädigt ist. Tatsächlich muß grundsätzlich erst das biologische Terrain beeinträchtigt sein, bevor Hautprobleme auftreten können.

Für die Regulations- und Schutzfunktionen der Haut sind auch die Schweißdrüsen von besonderer Bedeutung. Für unsere Betrachtung von Interesse ist vor allem, daß Schweiß aus Wasser und verschiedenen anderen Stoffen besteht, wie z.B. Kochsalz. Bei starkem Schwitzen geht dieses Salz in beträchtlicher Menge zusammen mit dem Schweiß verloren. Wahrnehmbar ist dies u.a. in der Sauna, wenn sich ein salziger Geschmack auf der Zunge bemerkbar macht. Menschen, die viel schwitzen, nehmen aus diesem Grunde gern salzhaltige Nahrung zu sich. Sie gleichen damit den Salzverlust wieder aus. Nach ausgiebigen Saunagängen empfiehlt es sich sogar, gezielt Salztabletten einzunehmen. Die Haut ist also (über die Schweißdrüsen) auch ein Ausscheidungsorgan. Tests haben gezeigt, daß über diese Drüsen mit dem Schweiß auch andere Substanzen (wie z.B. Medikamentenrückstände und Gifte) ausgeschieden werden können. Diese Beobachtung ist von immenser Bedeutung, wenn es daraum geht, das biologische Terrain zu säubern.

Ausscheidungsfunktion der Schweißdrüsen

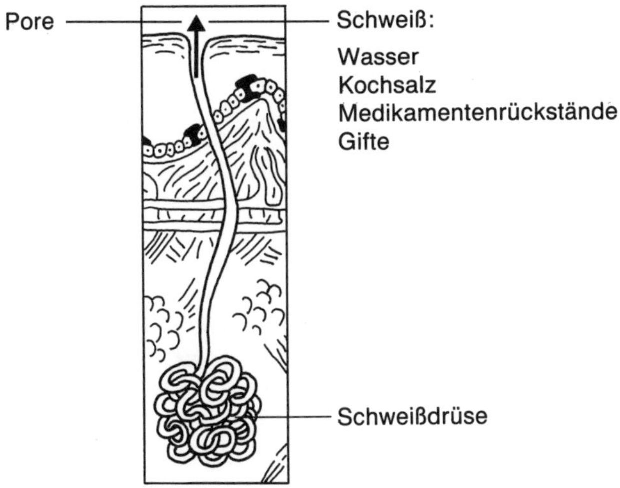

Bei zu hoher Temperatur reagiert die Haut mit Gefäßerweiterung, zu erkennen an der Rötung, und vermehrtem Schwitzen. Diese Reaktion tritt gleichermaßen auf bei Einwirkung von innen, also durch Fieber, wie bei äußeren Faktoren, wie z.B. bei anstregender körperliche Arbeit und bei extremen Witterungsverhältnissen. Auch Fieber kann also als ein Heilungsmechanismus des Körpers bezeichnet werden, der positiv ist, weil er die Ausscheidung und damit die Entgiftung begünstigt.

Im übrigen bildet der Schweiß auch einen schützenden antibakteriellen Säuremantel auf der Haut. Bei Einwirkung von Krankheitserregern beispielsweise, aber auch gegen den Einfluß von Chemie (u.a. Seifenlösung), tritt dieser Säuremantel in Aktion.

Die Konzentration des Säuregehalts in der Haut wird durch deren pH-Wert ausgedrückt. Je nach Hautstelle liegt er bei ca. 4,8 bis 6,0. Beim Waschen mit alkalischen, also laugehaltigen Seifenlösungen, kann es zu Hautreizungen kommen, die sich in der Folge zu verschiedenen Hautkrankheiten weiterentwickeln können. In diesem Punkt hat die Werbung recht: Achten Sie auf den pH-Wert beim Kauf Ihrer Waschlotion; er sollte dem der Haut angepaßt sein („alkalifreie" Seife verwenden).

Zum Abschluß der Betrachtung über die Haut sollen nun noch die Hautanhangsgebilde, also Haare und Nägel, behandelt werden. Sie stehen in sehr direktem Zusammenhang mit der Haut, denn ihr Ursprung ist dort zu suchen. Dies ist auch der Grund, warum Hautkrankheiten oft Auswirkungen auf Haare und Nägel haben. Die Nägel stellen im Grunde eine Umbildung aus der Hornschicht der Oberhaut in eine Hornplatte dar. Der Nagel liegt auf einer sehr gefäß- und nervenreichen Unterlage, welche als Nagelbett bezeichnet wird. Dadurch erlebt man bei Nagelverletzungen heftige Blutungen, von den äußerst unangenehmen Schmerzen ganz zu schweigen. Die Nägel können ebenso wie die gesamte Haut dem geübten Beobachter Aufschluß über Mängel des ganzen Organismus geben. Weiße Flecken auf den Nägeln deuten z.B. auf Zinkmangel hin.

Abschließend sei nochmals betont, daß die Haut zahlreiche Funktionen besitzt, die lediglich unterstützt werden müssen, um ihr Gleichgewicht zu erhalten bzw. wiederherzustellen. Sie ist ferner ein Indikator, der äußerst präzise anzeigt, daß Gefahr im Verzug ist und daß etwas unternommen werden muß.

Die Entgiftung

Nachdem wir die Grundlagen geklärt und Grundbegriffe definiert haben, können wir in das Thema Therapie einsteigen.

Befassen wir uns zunächst mit Phase I des in Kapitel IV dargestellten Diagnoseschemas. Wir haben bereits gesagt, daß in Phase I der Organismus sich praktisch selbst reguliert, sofern man dies zuläßt. Wir sind hier so nahe am Idealzustand der absoluten Gesundheit, daß man sich keine allzu großen Sorgen zu machen braucht. Von Bedeutung ist es indes, den Organismus bei der Entgiftung zu unterstützen, wenn ein Problem entsteht. In Phase I auftretende Hautkrankheiten sollten also auf keinen Fall unterdrückt werden.

Betrachten wir in diesem Sinn das Prinzip der Vergiftung noch einmal etwas genauer unter der Voraussetzung, daß sie als Hauptursache für die verschiedensten Hautkrankheiten gelten kann. Wir führen unserem Körper ein Übermaß an (minderwertigen) Stoffen zu. Darauf reagiert er, indem er versucht, genau diese Stoffe wieder auszuscheiden. Um es etwas wissenschaftlicher zu formulieren: Wir führen dem Körper bestimmte Substanzen zu, die er in dieser Form nicht vollends verarbeiten kann. Die nicht verwertbaren Reste dieser Stoffe bilden Rückstände im Körper, sogenannte Stoffwechselschlacken. Sie werden ausgeschieden oder, wenn dies nicht möglich ist, im Gewebe abgelagert.

Der Vorgang nimmt sich auf den ersten Blick recht harmlos aus, das Tragische daran jedoch ist, daß die Rückstände, sind sie erst einmal eingelagert, im wahrsten Sinne des Wortes mit giftigen Pfeilen auf den Organismus zurückschießen können. Sie sondern z.T. Giftstoffe ab und behindern die Zellatmung, wodurch es zusätzlich zu einer Verstopfung und Verunreinigung des Gewebes kommt. Das wiederum ist jetzt anfällig für Krankheiten und kann entarteten Zellen wenig entgegensetzen, denn es ist geschwächt und in seiner eigentlichen Funktion behindert. Die Vergiftung hat damit weitere Teile des Körpers erfaßt.

Was unternimmt jedoch der Organismus in Phase I, wenn er dieses Desaster entdeckt? Er reagiert völlig normal, indem er seine Abwehrkräfte mobilisiert, die sogleich anfangen, diesen Abfall fortzuräumen, sprich auszuscheiden. Dies geschieht u.a. über die Haut, ganz besonders dann, wenn die normale Entgiftung über Leber, Nieren und Darm, also die tägliche Routinearbeit des Organismus, nicht mehr hundertprozentig gewährleistet ist. Im Stadium der ernsthaften chronischen Vergiftung, in einer späteren Phase also, treten oft noch andere Symptome auf: Müdigkeit, eine verminderte Leistungsfähigkeit, Kopfschmerzen und Verstopfung sind dann an der Tagesordnung, die anfänglichen Hautprobleme treten in den Hintergrund.

Diese anfangs starke Entgiftung über die Haut ist eine ganz normale Reaktion, denn die Haut stellt nun einmal das größte Ausscheidungsorgan dar. Hier hat der Organismus die meisten Möglichkeiten, sprich Öffnungen (Poren), um Abfälle nach draußen zu befördern.

Wie man feststellen kann, entstehen nur dann Vergiftungserscheinungen, wenn wir dem Körper Stoffe zuführen, die er nicht brauchen kann bzw. die ihm schaden. Dies geschieht in erster Linie durch unsere Ernährung. Wenn wir demnach etwas Minderwertiges zu uns nehmen und wenn diese Nahrung unter Umständen gar so etwas wie Bakterien oder Viren enthält, so besteht die erste und unmittelbare

Reaktion des Körpers darin, genau das wieder auszuscheiden. Es wäre geradezu töricht, diese wirkungsvollen Maßnahmen, die der Organismus schließlich zum Selbstschutz und damit zur Gesunderhaltung ergreift, zu unterdrücken bzw. zu verhindern. Leider wird dies trotzdem nur allzu oft besorgt – durch Zufuhr von Medikamenten. Jedes Medikament hinterläßt jedoch wiederum Rückstände im Körper. Solche Maßnahmen verursachen deshalb oftmals nur das Gegenteil von dem, was sie eigentlich bewirken sollen: Sie heilen die Ursache nicht aus; vielmehr wird der Körper in seiner natürlichen Reaktion behindert und durch die Verabreichung zusätzlicher Gifte mehr geschwächt als gestärkt. Wenn man diesen Kreislauf einmal weiterführt, läßt sich leicht erkennen, wie chronische Krankheiten entstehen. So viel noch einmal zur Verdeutlichung des Prinzips der Vergiftung.

Bevor sinnvolle Gegenmaßnahmen, die Entgiftung also, greifen, müssen nun noch gewisse Grundlagen gegeben sein. Bevor man sich mit der Entgiftung befaßt, muß man nämlich einiges über Ernährung, Vitamine, Wasser, Luft und Bewegung wissen. Es ist wenig sinnvoll den Körper zu entgiften, ihn z.B. von Medikamentenrückständen zu befreien, wenn man danach gleich wieder mit der Einnahme von Arzneimitteln beginnt. Es ist töricht, die Effekte von minderwertigem Wasser zu beseitigen, wenn man parallel dazu oder später wieder minderwertiges Wasser trinkt.

Es gibt also ein Thema, das vor der Entgiftung zu erforschen ist – die Vergiftung. Wie kann man diese auf Dauer vermeiden?

Das Wort zum Alltag: Die Ernährung

Es ist kaum bekannt, in welchem Ausmaß falsche Ernährung zu Hautkrankheiten führen kann. Bevor wir jedoch in Erfahrung bringen, was wir unserem Organismus zumuten sollten und was nicht, benötigen wir ein grundlegendes Verständnis dessen, was bei der Nahrungsaufnahme im Körper vor sich geht.

Jeder Körper könnte auch als ein chemisches Laboratorium bezeichnet werden, in dem Stunde für Stunde rund um die Uhr chemische Umsetzungen vor sich gehen. Jeder Vorgang, von der Aufnahme der Nahrung über deren Verarbeitung bis hin zur Ausscheidung ist ein chemischer Prozeß. Die Summe all dieser Abläufe wird unter dem Begriff Stoffwechsel zusammengefaßt. Der Mensch ist also ein „Stoffwechsellabor“, in dem die Energie, die zur Aufrechterhaltung der Körperfunktionen notwendig ist, erneuert wird. Dieses Stoffwechsellabor ist u.a. von der Nahrungsaufnahme abhängig. Das heißt, es baut aus den aufgenommenen zunächst körperfremden Substanzen körpereigene auf. Diese wiederum dienen dann dem Aufbau der Zellen in unserem Organismus.

Die lebensnotwendige Energie steckt also in den Nährstoffen, die in unserer Nahrung enthalten sind. Ohne Energie kann das Stoffwechsellabor nicht funktionieren. Betrachten wir diese Nährstoffe etwas genauer.

Die wichtigsten Bestandteile der Nahrung sind:

- Kohlenhydrate, die, vereinfacht gesagt, Energie liefern
- Eiweiße, eine wichtige Bausubstanz, aus der Teile von Zellen, Hormone und Enzyme entstehen; Hormone regulieren einerseits die Funktionen bestimmter Organe, Enzyme sind für die Aufspaltung der Nährstoffe notwendig sowie für zahlreiche andere Abläufe im Organismus
- Fette, die in Zellen eingebaut werden und als Energiespeicher dienen
- Vitamine, die die Stoffwechselabläufe in Gang halten (Vitamin B 1 ist z.B. von Bedeutung zur Verarbeitung der Kohlenhydrate)
- Mineralstoffe, die ebenfalls bei den Stoffwechselabläufen helfen.

Es ist nun keine neue Erkenntnis, daß die Ernährung, so wie sie heute in den sogenannten zivilisierten Ländern gang und gäbe ist, gelinde gesagt eine Katstrophe ist. Die möglichen Ernährungssünden an dieser Stelle aufzuführen, halte ich für überflüssig. Es gibt ausgezeichnete Literatur, in der dies getan worden ist (siehe Literaturverzeichnis). Aber auf einige grundsätzliche Bemerkungen kann und darf nicht verzichtet werden.

Betrachten wir zunächst die Kohlenhydrate unter der Lupe. Eine der ärgsten Sünden, auch und gerade was Hautkrankheiten anbelangt, ist zweifelsohne das Essen von Zukker. Fast in allen Nahrungsmitteln ist heutzutage Zucker enthalten. Selbst in Konserven wird darauf nicht verzichtet, wenngleich er dort als Saccharose oder Glukose bezeichnet wird. Nichtsdestotrotz bleibt es Zucker. Selbst wenn wir das unglaubliche Angebot an Süßigkeiten einmal ausklammern, ist der Zuckerbestandteil in unserer normalen Ernährung noch immer viel zu hoch. Das Statistische Bundesamt der Bundesrepublik in Wiesbaden teilt in einer Pressemitteilung vom Februar 1988 mit, daß der Verbrauch der Bundesbürger an Zucker in der einen oder anderen Form 1986 bei 2,3 Millionen Tonnen lag. Diese Menge entspricht einem Jahreskonsum von 37 kg Zucker pro Kopf.

Oft versteckt, zum Beispiel in Kuchen, Marmelade, Pudding und Limonade, nimmt jeder Bundesbürger pro Tag durchschnittlich 100 Gramm Zucker zu sich. Eine solche Zahl erscheint um so beeindruckender, wenn man in Betracht zieht, daß Zucker in der Tat überhaupt nicht benötigt wird, um die Maschinerie des Organismus am Laufen zu halten. Zucker bietet uns zwar Kalorien, also Energie, jedoch kaum Vitamine und Mineralstoffe. Im Gegensatz dazu werden bei seiner Verarbeitung wiederum Vitamine gebraucht. Tatsächlich ist er ein richtiger „Vitamin-B-Räuber". Durch den erhöhten Bedarf können an anderer Stelle Mangelerscheinungen auftreten. Es fehlen dann z.B. Vitamine, um eine Hauterkrankung zu heilen. Darüber hinaus wird man durch Zucker leicht müde, körperlich wie geistig. Er schädigt die Zähne und belastet die Figur. Dabei erzeugt Zucker eine Art Sucht: Wer bereits viel davon zu sich nimmt, verlangt ständig nach mehr. Jeder Diät-Erfahrene, der schon einmal im „Zuckerrausch" war, kennt diesen Teufelskreis. Bei all diesen störenden Faktoren gibt es kaum einen Unterschied zwischen weißem und braunem Zucker.

Daß Zucker schlecht ist (für die Zähne, für die Haut, für die Verdauung und für den gesamten Organismus), können heute selbst die cleversten PR-Manager der Zuckerindustrie nicht mehr wegdiskutieren. Besonders perfide ist indes, daß man versucht, dem Verbraucher auf andere Art und Weise – durch versteckte Zuckerzusätze nämlich – Sand in die Augen zu streuen. Der Verbraucher weiß oft gar nicht, was alles gezuckert ist. Durch andere Bezeichnungen (Glukose u.a.) wird versucht, bei der Deklarierung der Inhaltsstoffe das Vorhandensein von Zucker zu verschleiern. Es sind also nicht nur die Schokolade, das Zuckergebäck und die Bonbons, die ins Visier zu nehmen sind, sondern eigentlich auch alle anderen Absatzwege der Zuckerindustrie.

Eine weitere ungesunde Ernährungsweise, die sich schnell auf die Haut auswirkt, ist der Verzehr von Weißmehl bzw. grundsätzlich allen Auszugsmehlen. In einer echten Vollwerternährung wären alle notwendigen Stoffe enthalten, die der Organismus zur Energiegewinnung und zum vollwertigen Abbau benötigt. Nahrungsmittel werden jedoch – um ein verfeinertes Aussehen und längere Lagerfähigkeit zu erreichen – heute bearbeitet, wobei ihnen wichtige Bestandteile entzogen werden. Vollkornmehl wird leicht ranzig und kann deshalb nicht lange gelagert werden. Also wird das Mehl gefiltert, ein „Auszug" entnommen (= Auszugsmehl). Hierbei werden allerdings die wertvollen Vitamine und Mineralstoffe, die in erster Linie in den Randschichten des vollen Korns zu finden sind, entzogen. Ergebnis ist dann das uns allen bekannte wunderschön weiße, sehr fein gemahlene Mehl, das lange haltbar ist – und nahezu wertlos!

Idealerweise würde das Korn gemahlen und anschließend direkt verarbeitet. Ein so gebackenes Brot wäre Vollwertkost im besten Sinne. So aber werden uns „leere" Kohlenhydrate angeboten.

Verbannen Sie also Auszugsmehle von Ihrem Speiseplan und versuchen Sie einmal Nahrungsmittel aus Vollkornmehl. Wenn Sie Geschmack daran gefunden haben, ist die Anschaffung einer Getreidemühle sinnvoll. So haben Sie Ihr Mehl stets frisch zur Verfügung und können seine wertvollen Inhaltsstoffe ganz ausschöpfen.

Ähnliches läßt sich über Reis konstatieren; für den Organismus empfehlenswert ist Naturreis, nicht Kochbeutelreis. Des weiteren ist es ratsam, Vollkornnudeln zu kaufen statt solcher aus Weißmehl. Viele Lebensmittelgeschäfte sind heute bereits auf ein gesteigertes Gesundheitsbewußtsein eingerichtet, so daß der Kauf von Vollkornprodukten kein Problem darstellt. Selbst für echtes Vollkornbrot stehen die Chancen recht gut. Einige Bäckereien haben sich inzwischen auf die natürliche Art der Brot- und sogar Kuchenzubereitung spezialisiert.

Betrachten wir als nächstes das Eiweiß: Die am weitesten verbreitete Sünde, die wir (nicht nur) gegen unsere Haut begehen, ist die Aufnahme von Schweinefleisch. Schweine werden heute im allgemeinen ganz gezielt gemästet, damit sie sehr schnell wachsen und schlachtreif werden. Was in solchen Schweinemästereien z.T. abläuft, ist unvorstellbar und eigentlich schon krimireif. Lassen Sie mich die Story abkürzen und Ihnen nur empfehlen, auf jeden Fall bei Hautproblemen auf Schweinefleisch zu verzichten. Schränken Sie den Verzehr von Fleisch überhaupt auf ein Minimum ein. Ein bis zwei Fleischmahlzeiten wöchentlich reichen vollkommen aus – und hier ist die Wurst schon mit eingeschlossen.

Warum ist zuviel Fleisch ungesund? Nun, Fleisch ist säurebildend und kann, im Übermaß gegessen, den Säure-Basen-Haushalt des Körpers aus dem Gleichgewicht bringen.

Zuviel Fleisch bewirkt außerdem oft Fäulnisbildung im Darm, was für die Gesunderhaltung der Haut äußerst unvorteilhaft ist. Sie können sich vorstellen, was passiert, wenn der Darm ständig bei seiner Arbeit gestört wird. Die Verdauung funktioniert unvollständig und mangelhaft – die Folgen zeigen sich üblicherweise auf der Haut. Außerdem fördert vor allem Schweinefleisch die Entzündungsbereitschaft im Körper.

Nehmen Sie die notwendigen Eiweiße lieber in pflanzlicher Form zu sich. Sehr hochwertige pflanzliche Eiweiße enthalten beispielsweise Sojabohnen sowie alle Hülsenfrüchte, aber auch Kartoffeln und Getreide. Tierische Eiweiße, wie in Milch und Eiern, können ausgezeichnet mit pflanzlichen kombiniert werden.

Schauen wir uns nun die Fette an, die wir mit der Nahrung aufnehmen. Es gibt eine Reihe wertloser Fette, auch gesättigte Fette genannt. Die Bezeichnung stammt aus der Biochemie und soll klarmachen, daß der Organismus nichts anderes mehr damit anfangen kann, als sie als Energiereserven zu speichern (Fettpolster). Nichterhitzte – also kaltgepreßte – pflanzliche Öle hingegen enthalten ungesättigte Fettsäuren, welche – ähnlich wie die Vitamine – für viele Körperfunktionen benötigt werden.

Um den Organismus in seiner Arbeit zu unterstützen, sollten Sie am besten kaltgepreßte Öle, also ungesättigte Fette, wie zum Beispiel Distelöl, Sesamöl oder andere wohlschmeckende Öle verwenden, wie sie u.a. in Reformhäusern erhältlich sind. Verwenden Sie zum Braten, Kochen nur noch wenig Fett, nehmen Sie vor allem für Ihre Salatsauce künftig nur noch kaltgepreßte Öle.

Erwähnt sei an dieser Stelle auch der übermäßige Gebrauch von Salz. Kochsalz bindet Wasser im Körper, d.h. es schwemmt auf und führt zu Stauungen im Gewebe. Seien Sie deshalb eher sparsam in der Verwendung von Salz, und greifen Sie statt dessen zu anderen Gewürzen mit denen Sie Ihren Gerichten eine besondere Note verleihen können.

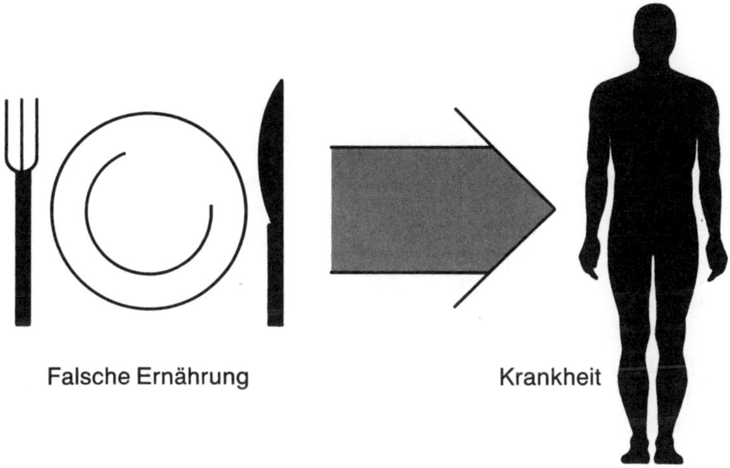

Es sollte an dieser Stelle nun nicht darauf verzichtet werden, auf einen höchst bemerkenswerten Umstand aufmerksam zu machen, der fast an Kriminalität grenzt. Es ist die falsche oder irreführende Werbung und „schwarze“ Propaganda.

Der Profi weiß, daß man zwischen offener und versteckter Werbung bzw. Public Relations unterscheidet. Tatsache ist nun, daß mittels indirekter Öffentlichkeitsarbeit folgender Trick inszeniert wird: Da diese durch Forschungsergebnisse bestätigte Art der gesunden Ernährung, wie ich sie stichwortartig vorgestellt habe, natürlich für viele etablierte Industrien Milliardenverluste bedeuten würden, versucht man nun von dieser Seite, die Bevölkerung vom Wert der minderwertigen Ernährung zu überzeugen.

Wie inszeniert man das? Man diskreditiert ganz einfach ein einzelnes Unternehmen, das sich auf gesunde Nahrung spezialisiert hat. Oder man „entdeckt“ in angeblich biologischer Nahrung so viel schädliche Substanzen, daß kaum mehr ein Unterschied zu der normalen Nahrung ausgemacht werden kann. Dadurch wird die gesamte Bio-Bewegung in Verruf gebracht, obwohl vielleicht nur einzelne Individuen als schwarze Schafe bezeichnet werden können. Man kann solche „Entdeckungen" auch inszenieren, d.h. ein Bio-Bauer kann bestochen werden, so daß man auf seinem Feld, das angeblich rein natürlich bestellt wird, plötzlich chemische Substanzen findet.

Ein weiterer Trick besteht im Mißbrauch des Wortes biologisch, das man rechtlich natürlich nicht schützen kann. Da im wörtlichen Sinne alles biologisch ist, sind auch alle Substanzen der Chemie letztlich biologisch und natürlich. Man kann mit Wörtern einen fabelhaften (Werbe)-Mißbrauch betreiben. Der Verbraucher sollte sich aber auf dem Weg zu einer vernünftigen Ernährungsweise nicht durch solche Praktiken irritieren lassen.

Fest steht, daß ohne vernünftige Ernährung einige Hautkrankheiten nicht vollständig ausgeheilt werden können. Sie kann manchmal sogar Erkrankungen auslösen, wenn dem Körper wertvolle Vitamine entzogen, wenn bestimmte Substanzen in falschen Mengen aufgenommen werden oder wenn ganz allgemein die Speisen mindere Qualität aufweisen. Entgiftung nützt also wenig, wenn nicht die Ernährung entsprechend umgestellt wird.

Ein Plädoyer für Vitamine

Auf kaum einem anderen Forschungsgebiet sind meines Erachtens so viele hochinteressante Resultate in so kurzer Zeit erzielt worden wie im Bereich der Vitamine. Dennoch steckt die Forschung noch in den Kinderschuhen, ja sie wird z.T. sogar unterdrückt – auch was die Anwendung der Vitamine in Hinsicht auf Hautkrankheiten anbelangt.

Obwohl seit den Zeiten des sogenannten Wirtschaftswunders kategorisch die Meinung vertreten wird, in der heutigen Nahrung sei alles Notwendige vorhanden, kann man sehr leicht beweisen, daß dies nicht stimmt. Die gegenteilige Meinung beruht tatsächlich auf blanker Unkenntnis der Zusammenhänge, möglicherweise auch auf gezielter Politik. Jeder Arzt kann sehr leicht feststellen, daß Mangelzustände existieren und daß mit der normalen Nahrung heute zu wenige Vitamine aufgenommen werden. Auch in diesem Zusammenhang ist es von Bedeutung, erneut darauf hinzuweisen, daß es nicht nur Krankheit und Gesundheit gibt: Ein Mangelzustand beginnt nicht erst, wenn der Betroffene bereits ernsthaft erkrankt ist. Er fängt, provokativ formuliert, vielmehr dort an, wo der Überfluß aufhört.

Auch im Essen müssen Vitamine im Überfluß vorhanden sein, damit sich der Organismus das, was er benötigt, herausziehen kann. In unserer heutigen Ernährung gehen indes durch Konservierung, Lagerung, Verarbeitung (wie das frühzeitige Mahlen von Getreide) und Raffinieren viele Vitamine verloren.

Ich weiß nicht, wer auf die glänzende Idee verfallen ist, Vitamine dem Arzneimittelgesetz zuzuordnen und ärztlicher Verschreibung anheimzustellen. Meine Erfahrung beweist, daß zwei Informationen, die Vitamine betreffen, grundfalsch sind, nämlich daß man Vitamine nicht in zu großen Mengen geben und nur ein Vitamin verordnen sollte, bei dem nachgewiesenermaßen ein Mangel besteht. In einigen Ländern werden genau diejenigen Vitamine mit erhobenem Zeigefinger als gefährlich gebrandmarkt, welche am wenigsten toxisch (giftig) sind, die man am höchsten dosieren kann, deren Überdosis am wenigsten fragwürdig ist und die andererseits am notwendigsten sind, besonderes in anstrengenden Zeiten. Das Resultat: Die Vitamine bleiben auf der Strecke!

Es sei an dieser Stelle darauf verzichtet,medizinische Fehlinformationen auf ihre politischen Hintergründe hin zu untersuchen, obwohl das Thema Vitamine eine enorme Brisanz in sich birgt. Es wäre eine eigene Recherche wert, die Hintergründe für den Vitaminstopp aufzudecken. Aber den Betroffenen ist an dieser Stelle nicht damit gedient.

Auf folgende Informationen können Sie allerdings nicht verzichten: Vitamine gehen verloren durch

- Überzüchtung und eilig erzwungenes Wachstum bestimmter Pflanzen
- Lange Lagerung und lange Wegzeit bis zum Konsumenten
- Falsche Zubereitung der Nahrungsmittel.

Bemerkenswert ist, daß heute die Ernährungswissenschaft tatsächlich nicht die Basis für die medizinische Ausbildung darstellt, dabei wäre sie die Voraussetzung für jede medizinische Behandlung. Ein Ernährungswissenschaftler würde nämlich sehr schnell entdecken, daß die Speisen, die heute gewöhnlich angeboten werden, nicht den Grundsätzen einer guten Ernährung entsprechen.

Um den Organismus ausreichend mit Vitaminen und Mineralstoffen zu versorgen, sollten Sie natürliche, frische Lebensmittel vorziehen. Idealerweise sollten Sie täglich Rohkost zu sich nehmen. Achten Sie also darauf, daß Sie den gesundheitlichen Wert der Nahrungsmittel nicht „totkochen". Hier gilt die Faustregel: Je naturbelassener die Ernährung, desto mehr essentielle, also lebensnotwendige Nährstoffe führen Sie dem Körper zu.

Eine erhöhte Vitaminzufuhr ist meines Erachtens aus folgenden Gründen notwendig:

- Die Menschen sind heute im allgemeinen nicht gesund, sondern halbgesund, dreiviertelgesund oder halbkrank.
- Durch die Zunahme der Umweltgifte (im Wasser, in der Luft, in der Nahrung, aufgrund von Insektiziden, Drogen, Schlaf-und Beruhigungsmitteln sowie aller Arten von Medikamenten) werden Vitaminreserven schneller verbraucht.

- Nur etwa zehn Prozent der Bevölkerung verfügen nach meiner Schätzung heute über eine gesunde Darmflora. Bei den meisten sind im Darm mutierte Bakterien und Pilze vorhanden. Die veränderten Bakterien sowie Pilze verbrauchen unsere Vitamine und entziehen sie so den anderen Körperfunktionen. Des weiteren erzeugt eine mutierte Darmflora schädliche Substanzen, die ihrerseits eine Belastung darstellen.
- Hinzu kommt, daß viele Menschen heute zuviel und das Falsche essen, zuwenig und das Falsche trinken und dadurch keinen optimalen Allgemeinzustand aufweisen. Vitamine können ihn zumindest verbessern.
- Daß Zigaretten Vitamin-B1-Räuber sind und der übermäßige Genuß an Alkohol einen Vitamin-Mangelzustand hervorrufen kann, braucht meines Erachtens kaum mehr erwähnt zu werden.

Man könnte nun noch eine Weile fortfahren und eine scharfsinnige Analyse nach der anderen erstellen. Aber belassen wir es dabei.

Welche Vitamine sind nun lebensnotwendig und empfehlenswert? Im allgemeinen wird man etwa einer solchen Tabelle begegnen:

Name	*Bedeutung für*	*Vorkommen*	*Tagesbedarf*
Vitamin A	Haut, Schleimhaut, Sehschwäche, Nachtblindheit	Lebertran, Leber, Karotten, Eier, Milch, Gemüse	5000 I.E.[1)]
Vitamin B1	Nerven- und Muskelfunktion, Kohlenhydrat-stoffwechsel	Trockenhefe, Getreidekeime, Milch	1,0 – 1,5 mg

1) I.E. = Maßeinheit, Abkürzung für Internationale Einheiten

Name	*Bedeutung für*	*Vorkommen*	*Tagesbedarf*
Vitamin B2	Sehvorgang, Zellatmung, Wachstum	Milch, Leber, Eier, Fisch, Blattgemüse	1,2 – 1,7 mg
Vitamin B6	Nerven, Akne, Entzündungen, Zellgewebe	wie B2, Sojabohnen, Zuckermelone, Kohl	1,8 – 2,2 mg
Vitamin B12	Nerven, Blut, Appetit	Leber, Niere, Eier	0,003 mg
Vitamin C	Blutbildung, Heilung von Wunden	Zitrusfrüchte, Kartoffeln, Tomaten	ca. 500 mg
Vitamin D	Wachstum, Knochenbildung	Lebertran, Milch	400 – 1000 I.E.
Vitamin E	Durchblutung, Stoffwechsel, Haut	Weizenkeime, Sojabohnen, Eier, Spinat	ca. 12 I.E.
Vitamin F	Haut, Haare	Getreidekeime, Pflanzenöle	keine Empfehlung
Vitamin K	Blutgerinnung	grüne Pflanzen	ca. 1 mg
Cholin (B-Komplex)	Stoffwechsel	Eigelb, Hirn, Herz, Hefe, Leber	ca. 500 – 900 mg
Pantothensäure (B-Komplex)	Allergien, Verdauung, Wachstum, Zellaufbau, Nerven	Fleisch, Getreide, Herz, Gemüse, Nüsse, reiner Sirup	10 mg
Niacin (B3)	Haut, Darm, Nerven, Magen, Kreislauf	Getreide, Leber, Eier, Fisch, Hefe	13 – 19 mg

Diese Aufstellung ist keineswegs vollständig. Auch bei den Angaben über Vitaminvorkommen in der Ernährung wurden nur einige wesentliche Beispiele genannt. Die Angaben über empfohlene Mengen schwanken.

Prinzipiell gilt jedoch: Der Patient will zumeist nur genau das in Ordnung bringen, was notwendig ist. Die Aufgabe des Arztes besteht also u.a. darin, exakt herauszufinden, welche Mangelzustände gegeben sind. Natürlich kann man nicht für alle Patienten das gleiche Rezept verordnen. Die Diagnose kann lauten, daß z.B. zuwenig Gemüse gegessen wird. Eine allgemeine Empfehlung, wie sie die obige Tabelle suggeriert, ist also ein wenig problematisch, wenn sie auch einen gewissen Sinn erfüllt. Dennoch: Der Arzt (und der Patient) müssen genau herausfinden, welche Mangelzustände (an Vitaminen, Mineralien und Spurenelementen, auf die hier nicht weiter eingegangen wurde) gegeben sind. Es gilt also, zwischen einem Vitaminersatz und einer Vitamintherapie zu unterscheiden. Ein Mangel muß ausgeglichen werden bzw. mit ständiger zusätzlicher Gabe ausgeschaltet bleiben, bevor man eine regelrechte Therapie versucht.

Tatsächlich sind die Erfolgsstories, die nur durch die Behandlung mit Vitaminen möglich sind, beeindruckend. Ich kenne einen Fall, in dem eine Patientin über den ständigen Hautausschlag und das Wundsein ihres acht Monate alten Babys klagte. Der Kinderarzt hatte ihr Kortisonsalbe verordnet, wodurch diese unangenehmen Symptome sofort verschwanden. Sie merkte jedoch, daß das Glück ihres Kindes nur von kurzer Dauer war, denn sobald die Kortisonbehandlung aufhörte, war das Problem wieder präsent. Bei der abermaligen Behandlung wurden nun hauptsächlich Vitamine verordnet – auch Vitamine für die Mutter, da sie noch stillte. Bei dem Baby entschied man sich für Vitamine in Form einer Salbe. In beiden Fällen waren Vitamine der B-Gruppe Hauptbestandteil der Medikation. Nach einer Woche war der Ausschlag verschwunden und trat selbst nach Monaten nicht wieder auf.

Natürlich läßt sich nicht für alle Hautprobleme eine Standardaktion verordnen, aber daß Vitamine unglaublich effizient sein können, läßt sich in tagtäglicher Praxis beweisen. Andererseits darf man nicht dem Irrglauben anhängen, mit künstlichen Vitaminen alles sofort heilen zu können. Wenn man den Gesamtzustand des Organismus jedoch verbessert, verursachen sie immerhin eine Regeneration; sie geben dem Körper das Werkzeug in die Hand, später die Angelegenheit durch eigene Kraft in Ordnung zu bringen.

Einige Vitamine können indes auch sehr gezielt zur Therapie eingesetzt werden. Hierzu einige Erfahrungsdaten:

- *Vitamin A* wird vor allem zur Gesunderhaltung der Augen, der Schleimhaut und der Haut benötigt. Bei manchen Psoriasis-und Akne-Fällen sowie bei manchen degenerativen Hautkrankheiten sind damit bisweilen spektakuläre Erfolge möglich. Allgemein muß Vitamin A in Kombination mit anderen Vitaminen (besonders Vitamin E) verabreicht werden. Vitamin A hilft bei Altersflecken, bei Neigung zu Geschwüren, Eiterungen und Furunkeln!
- *Vitamin B1* ist eine enorme Hilfe bei Gürtelrose, weil dies eine Erkrankung der Nerven ist, die an der Haut erscheint.
- *Vitamin B2* ist anzuraten bei spröden Lippen, sprödem Mund und angeschwollener Zunge, bei rissiger Haut und spröden Haaren. Auch durch die Anti-Baby-Pille und aufgrund von Alkoholgenuß können Mängel auftreten, die zusätzliche Gaben von Vitamin B2 nötig machen.
- *Vitamin B6* ist bei übermäßiger Talgabsonderung an der Haut zu empfehlen.
- *Biotin (Vitamin H. Coenzym R)* hilft u.a. bei Ekzemen. Es arbeitet mit Vitamin A zusammen und sollte, wie alle anderen Vitamindosierungen, vom Arzt speziell verordnet werden. Außerdem sind gewisse Erfolge möglich, wenn man vorzeitiges Ergrauen der Haare verhindern oder einer Glatze vorbeugen will.
- *Vitamin C* hilft bei schlecht heilenden Wunden und bei Zahnfleischbluten. Wenn Sie intensiv entgiften, wird es vermehrt benötigt. Medikamente, schlechte oder mangelhafte Ernährung und Zigaretten diktieren geradezu die zusätzliche Einnahme von Vitamin C. Außerdem ist es von Bedeutung für das Bindegewebe. Zusammen mit

Calzium und Magnesium wirkt es vorbeugend gegen Schwangerschaftsstreifen.

- *Vitamin E* verhindert eine vorzeitige Alterung auch der Haut. Es verbessert die Sauerstoffverwertung, braucht aber andere fettlösliche Vitamine, um in Aktion treten zu können.
- *Vitamin F* (eigentlich „mehrfach ungesättigte Fette", also kaltgepreßte Pflanzenöle) ist ebenfalls wichtig für die Haut. Ein Mangel führt leichter und schneller zu Ekzemen und zu Akne. Umgekehrt verursacht die Einnahme gesunde Haut und gesundes Haar.
- Der Mangel an *Inosit* führt ebenso leichter zu Ekzemen.
- *Niacin,* ein Vitamin der B-Gruppe, kann phantastisch positive Effekte zeitigen. Der Mangel ist weitverbreitet. Sein Gebrauch erfordert relativ viel spezifisches Wissen.
- *Para-Amino-Benzoesäure* (PABA) ist ebenfalls für gesunde Haut und gesunde Haare von Bedeutung. Eventuelle Mängel sollte man vor einer weitergehenden Behandlung ausgleichen.

Wiederholen wir: Bei jeder Krankheit gilt es, zunächst Mängel auszugleichen; dann erst kann man eine Therapie einleiten. Ich wage zu prognostizieren, daß Vitamine *die* therapeutische Substanz von morgen sein werden, weil sie so viele verschiedene Aspekte umfassen und die Grundlagen einer gesunden Gesamtverfassung darstellen.

Wasser, das Lebenselixier

Es ist schlichtweg abenteuerlich, wenn man sich zu Gemüte führt, was mit unserem Wasser geschieht. Zunächst jedoch ein kleines Vorwort: Tatsächlich könnte man das gesamte

Gebiet der Gesundheit sehr einfach darstellen; der Mensch hat im Prinzip nur mit vier Faktoren zu tun: dem Essen, dem Trinken, der Luft und der Bewegung.

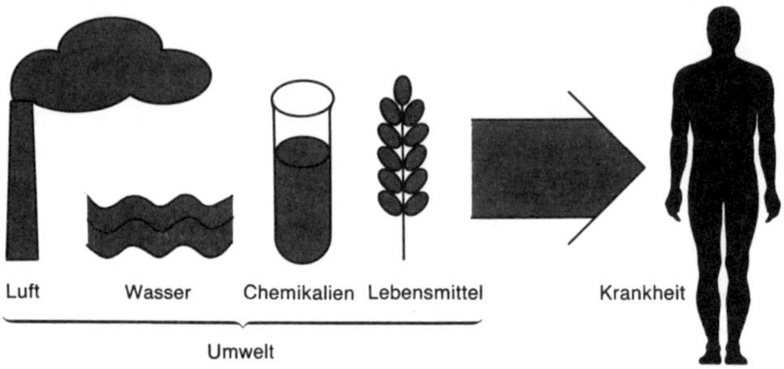

Da der Organismus zu 60 bis 70 % aus Wasser besteht, kann man sich vorstellen, was man alles ins Lot bringen kann, wenn man „nur" die Trinkgewohnheiten ändert. Ich rede hier nicht von übermäßigem Alkohol- oder Kaffeegenuß. Ich rede hier tatsächlich nur von unserem Wasser.

Und damit steht es heute nicht zum besten. Nitrat, Phosphate, Schwermetalle, Asbest und chlorierte Kohlenwasserstoffe quellen aus unseren Wasserhähnen. „Sie bringen Schlimmeres als Pest und Cholera", sagt Erdmann Wingert in seinem Buch „Wasser ist Leben" (München 1988). Stichworte hierzu sind die allgemeine Umweltverschmutzung, die Sünden der Chemiekonzerne, die Sünden der Industrien und die Sünden der Bauern. Mist und Jauche aus der Massentierhaltung vergiften heute Brunnen und Trinkwasservorräte.

Die Elbe wurde zu einem Industriekanal heruntergewirtschaftet. Am Rhein werden 20 Millionen Menschen mit schmutzigem Uferfiltratwasser versorgt. Die Reihe ließe sich fortsetzen. Man könnte tatsächlich einen Skandal nach dem anderen aufdecken und schimpfen wie ein Rohrspatz. Aber Sie sind besser bedient, wenn Sie Konsequenzen ziehen und auf das Spektakeln verzichten. Im übrigen sei nicht nur schwarzgemalt. Inzwischen bemühen sich auch einige verantwortliche Umweltschützer darum, diese bedrohliche Entwicklung aufzuhalten. Doch der bisher entstandene Schaden ist immens. Als Betroffener ist man nicht gut beraten, wenn man auf Behörden wartet und darauf hofft, daß sich in naher Zukunft alles zum Besten wendet.

Was kann man also tun, um gesundes, reines, klares Wasser zu trinken und nicht durch indirekte Vergiftung ständig zu einer Verlängerung der Hautkrankheiten beizutragen!

Nun, zunächst: Benutzen Sie nicht mehr das Wasser aus der Leitung. Die Liste der im Leitungswasser nachgewiesenen Schadstoffe wird länger und länger.

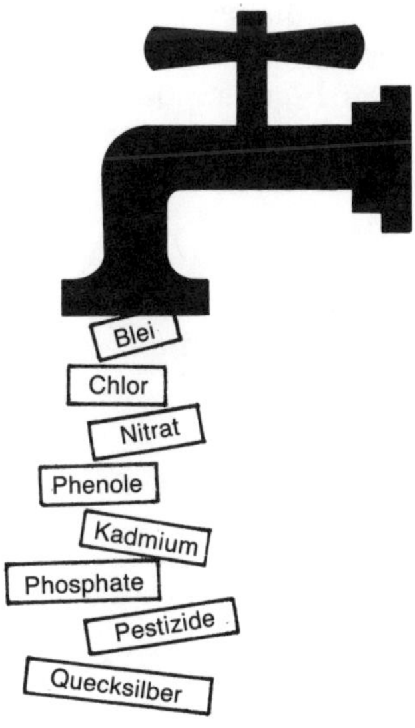

Da viele Schadstoffe geruch- und geschmacklos sowie außerdem wasserlöslich sind, wird man sich der Schädigung durch fortgesetzte Zufuhr von normalem Trinkwasser selten oder zu spät bewußt.

Eine mögliche Alternative stellt Quellwasser dar. Tatsächlich gibt es heute genug Quellen mit Abfüllstationen, die ab einer bestimmten Menge gutes Wasser sogar direkt ins Haus liefern. Des weiteren kann man Wasser auch flaschenweise im Einzelhandel kaufen, ein Verfahren, das in Frankreich oder Italien schon des längeren üblich ist. Schließlich mag die Anschafffung eines Wasseraufbereiters in Erwägung gezogen werden. Bei einem solchen Gerät sollten Sie jedoch darauf achten, daß es sich nicht lediglich um ein primitives Filtersystem handelt. Übrigens eignet sich dieses so aufbereitete Wasser auch ganz hervorragend zum Kochen – und manche Leute verwenden es sogar zum Blumengießen.

Mineralwasser oder Tafelwasser stellt eine weitere Alternative dar und ist für die Flüssigkeitsaufnahme geeignet. Kohlensäure- und natriumarmes Wasser sollte hier stets vorgezogen werden. Natrium, ein Bestandteil von Kochsalz, schädigt nicht nur unsere Haut, sondern auch das Herz und die Gefäße und bewirkt einen erhöhten Blutdruck. Der Natriumgehalt im Mineralwasser ist jeweils auf dem Etikett einer jeden Flasche aufgedruckt. Um Ihnen einen Richtwert zu geben: Natriumarmes Wasser soll deutlich weniger als 200 mg Natrium pro Liter enthalten.

Natriumgehalt einiger Mineralwässer

Marke	*Natrium (mg je Liter)*
Apollinaris, Bad Neuenahr	747,0
Arkia, Bad Vilbeler Ried-Quelle	146,4
Elisabethen-Quelle	90,0
Fachinger, staatlich	602,5
Förstina-Quelle	22,2
Hassia-Sprudel	260,9
Heppinger Heilwasser	856,0
Kaiser Friedrich Quelle	1419,0
Luisen Brunnen, Bad Vilbel	265,0

Rosbacher	39,9
Selters	340,4
Bad Vilbeler Urquell	96,0
Contrex	6,2
Vittel	3,8
Sinzinger	76,2
Österreichische Quellen:	
Rogaska	1145
Radenska	706
Römerquelle	15,2
Vöslauer	10,15

Machen Sie sich also künftig vor dem Kauf Ihres Wassers sachkundig über die Menge des enthaltenen Natriums.

Neben dem Wasser sind ungezuckerte Fruchtsäfte zu empfehlen. Am gesündesten sind sie frisch gepreßt.

Des weiteren können Sie Milch zu sich nehmen. Milch als Getränk dient jedoch weniger der Spülung und Reinigung des Organismus als vielmehr der Eiweiß-Zufuhr. Den Genuß von Alkohol und Kaffee gilt es auf ein Minimum einzuschränken, da diese für den Organismus schädlich sind.

Wenn möglich, trinken Sie jedoch viel Wasser! Es stillt nicht nur den Durst, sondern wirkt gleichzeitig verdünnend und reinigend auf das Blut und somit auf den gesamten Organismus. Man verordnet auch bei Schwitzkuren die Aufnahme von reichlich Wasser, um die Ausscheidung von Krankheitsstoffen, also von Giften zu erleichtern. Ich empfehle gewöhnlich eine tägliche Wasserzufuhr von ca. 1,5 bis 2 Litern. Natürlich darf nur bestes Wasser verwendet werden. Man erreicht dadurch zweierlei:

- Die Schadstoffzufuhr durch das Leitungswasser wird gestoppt.
- Vorhandene Gifte werden aus dem Körper herausgespült.

Speziell wenn man Hautprobleme hat, sollte man darauf achten, den möglichen Vergiftungsherd Wasser ein für allemal auszuschalten und für eine reichhaltige Zufuhr von gesundem Wasser sorgen.

Bemerkenswert ist, daß sich nach einiger Zeit der vernünftigen Ernährung (mit Frischgemüse, Obst, wenig Fleisch usw.) das Geschmacksempfinden verändert und verbessert, das zuvor durch scharfes, übermäßiges Würzen und Salzen der Speisen stark eingeschränkt war. Durch eine vernünftige Ernährung und den Genuß gesunden Wassers werden die Geschmacksnerven jedoch nach einiger Zeit wieder sensibilisiert. Tatsächlich gibt es Menschen, die allein mit dem Gaumen verschiedene Wassersorten differenzieren können.

Das Element Luft

Die wenigsten Zeitgenossen haben realisiert, bis zu welchem Ausmaß die Chemie von unserer Umwelt Besitz ergriffen hat. Fachleute schätzen, daß wir zur Zeit über 50 000 chemischen Stoffen ausgesetzt sind! Und weiter: 35 Prozent aller Kinder bis zu zehn Jahren leiden unter Schwermetallbelastungen (Quecksilber, Nickel u.a.). Auch hier könnte man eine Hiobsbotschaft nach der anderen verbreiten, aber wir wollen keine Anklageschrift verfassen. Fest steht, daß die Luftverschmutzung, bedingt durch Fortschritte auf dem Gebiet der Chemie, die die verschiedensten Industriezweige revolutioniert haben, zu einem Anstieg der Krankheiten und speziell der Hautkrankheiten beigetragen haben. Die „Wunderwaffe Chemie“ ist also vom ärztlichen Standpunkt aus äußerst kritisch zu bewerten.

Dennoch ist der Betroffene schlecht beraten, wenn er nur bei anderen die Schuld sieht und seine Aufmerksamkeit auf Umstände fixiert, die er nicht oder nur wenig ändern kann. Betrachten wir auch die andere Seite der Medaille: das Rauchen zum Beispiel. Daß Rauchen schädlich ist, weiß inzwischen jedes Kind. Forschungsergebnisse beweisen, daß Krebs häufiger bei Rauchern auftritt. Eines der im Tabakrauch enthaltenen Gifte ist das Nikotin, ein starkes Gift, welches negativ auf das Nerven- und Gefäßsystem wirkt. 50 Milligramm davon reichen aus, um einen Menschen zu töten, wenn es in die Blutbahn gespritzt wird. Wenn man sich vor Augen hält, daß ein starker Raucher etwa die gleiche Menge dieses Giftes täglich aufnimmt, so klingt das fast unglaubwürdig.

Wenn das Rauchen also so überaus schädlich für unseren Körper ist, warum hören wir nicht damit auf? Was hält uns wirklich davon ab? Wir geben immer wieder Erklärungen ab, die beweisen sollen, daß es doch in Ordnung ist, zu rauchen. Wer kennt nicht die Argumente der Raucher wie „Rauchen bereitet mir Vergnügen!“ oder „Wenn ich aufhöre, werde ich zu dick.“ Solche und ähnliche Erklärungen sind an der Tagesordnung, wenn es um das Thema Rauchen geht. Leider sind und bleiben solche Begründungen aber eben doch nur Rechtfertigungen. Über die Schädlichkeit von Tabakrauch für unseren Organismus braucht man also nicht zu diskutieren. Unsere Zellen verhungern geradezu, wenn sie nicht ausreichend mit frischem Sauerstoff versorgt, sondern statt dessen mit allzuviel Nikotin und anderen Schadstoffen belastet werden.

Was also bleibt zu tun? Nun, wir können die Luft um uns herum nicht unmittelbar innerhalb von Tagen entscheidend verändern, da hier andere Faktoren hineinspielen. Wenn Sie allabendlich einen Spaziergang unternehmen und das Rauchen aufgeben, so ist das zumindest eine Methode, für bessere Luft zu sorgen.

Darüber hinaus gibt es eine weitere Möglichkeit, die Zufuhr von Sauerstoff zu erhöhen: Ist Ihnen schon einmal aufgefallen, wie ausgezeichnet sich die Luft nach einem Platzregen einatmen läßt? Das gleiche Gefühl kommt auf, wenn man neben einem Wasserfall steht. Diese Luft ist etwas Besonderes. Der Grund dafür ist der sogenannte Wasserfall-Effekt. Er wurde in Deutschland von Professor Philipp Lenard, Nobelpreisträger im Jahre 1905, entdeckt und nach ihm *Lenard-Effekt* genannt. In seiner Abhandlung Über die Elektrizität der Wasserfälle führte er aus: „Wassertropfen, die auf Wasser oder einen benetzten Gegenstand aufprallen, entwickeln Elektrizität. Das Wasser wird positiv elektrisch, die Luft entweicht mit negativer Ladung von der Stelle des Aufpralls." Auch der dänische Physiker Christiansen stellte Untersuchungen zur Wasserfall-Elektrizität an und bestätigte dieses Gesetz der negativen Aufladung der Luft durch den Aufprall von Wasser. Er stellte fest: „Je stärker der Stoß, also der Aufprall, desto mehr negative Ionen [= elektrisch geladene Teilchen] werden in dieser Weise vom Wasser an die Luft abgegeben."

Was bedeutet das für die Praxis? Inzwischen wurde erkannt, daß die negativ ionisierte Luft äußerst positiv auf unser Immunsystem wirkt, da sie eine zellgerechte Sauerstoffversorgung des Körpers garantiert. Je mehr negative Ladung also die Luft enthält, desto besser ist die Sauerstoffversorgung.

Aber Sie müssen sich nicht jedesmal in die Nähe eines Wasserfalles begeben, um diese Wirkung zu erreichen. Tatsächlich wurde von findigen Forschern ein Gerät entwickelt, welches genau diesen Lenard-Effekt erzielt. Dieses Gerät nennt sich *Troma-Ion*. Es wurde für den privaten Haushalt konstruiert, ist problemlos in der Bedienung und an jedem Wasserhahn anzuschließen. Es erzeugt feinen Wassernebel, wodurch negative Ionen an die Luft abgegeben werden. Ähnliche Effekte lassen sich auch mit elektrischen Geräten erzielen, die für entsprechende Luftverbesserung am Arbeitsplatz sorgen können. Sie sind vor allem für Asthmakranke empfehlenswert.

Saubere, gute Luft stellt jedenfalls eine weitere Möglichkeit dar, zur Entgiftung des eigenen Organismus beizutragen beziehungsweise die Vergiftung nicht weiter fortschreiten zu lassen.

Bewegung ist wichtig

Ein letzter Faktor sollte erwähnt werden, der notwendig ist, wenn man Gifte aus dem Körper jagen will. Es ist die Bewegung.

Dazu zunächst einige Vorbemerkungen: Döst der Organismus träge und faul vor sich hin, werden auch die von uns ersehnten Abwehrkräfte faul und träge. Man kann den Körper getrost mit einer Firma vergleichen, in der niemand hochwertige Erzeugnisse und eine zügige Produktion fordert; hier wird sich der gemütliche Schlendrian einschleichen, man wird andere Interessen verfolgen und nicht wirklich auf das Ziel zu marschieren, die Qualität der Produkte läßt mit der Zeit zu wünschen übrig. Mit anderen Worten: Ohne treibende Kraft läuft nichts, und je stärker sie ist, um so besser funktioniert das Ganze. Sie ist sogar mitunter wichtiger als medizinisches Know-how! Jemand mit sehr viel Dynamik kann erstaunliche Dinge zuwege bringen.

Tatsache ist, daß Bewegung eine Schlüsselposition einnimmt, was Gesundheit – und sogar Entgiftung – anbelangt. Natürlich muß der Arzt den Grad der jeweils notwendigen körperlichen Ertüchtigung dem indivuellen Fall anpassen. Man wird einen Schwerkranken nicht über die Aschenbahn hetzen. Aber Bewegung hilft immer. Die Erfahrung zeigt, daß viele Krankheiten sich wie von selbst regulieren, wenn man den Faktor Bewegung einführt. Krankheiten pathologischer Arten werden natürlich nicht weggezaubert, aber Bewegung kann die Heilung deutlich beschleunigen. Banale Dinge bereinigen sich aber oft, wenn man den Körper scheucht und hetzt, ihn sozusagen entrostet.

Man ist gut beraten, wenn man sich und seinen Körper fordert. Es muß ein wenig über die Kraft hinausgehen, die man zu besitzen glaubt, man muß ein wenig mehr von sich verlangen, als man „eigentlich“ kann. Meine Beobachtung zeigt, daß man mit dem Faktor Bewegung das Gaspedal betätigt, welches die Geschwindigkeit des Therapieerfolgs reguliert.

Der Patient, der nicht bereit ist mitzuarbeiten, schiebt die gesamte Verantwortung auf den Arzt. Das ist das gleiche, als würde man Gott für alles verantwortlich machen.

Wie kann man nun Bewegung in den Organismus bringen, wie bringt man seinen Körper auf Trab?

Schauen Sie sich um und finden Sie heraus, wie und wo Sie etwas Bewegung in Ihren Tagesablauf mit einbauen können. Halten Sie nach einer Sportart Ausschau, die Ihnen zusagt und vor allem auch Spaß macht. Art und Ausmaß der körperlichen Ertüchtigung hängen von dem Gesundheitszustand des einzelnen ab. Die körperliche Konstitution ist ein Aspekt, den man mit in Betracht ziehen muß.

Sollten Sie bei der Auswahl der für Sie geeigneten Sportart unsicher sein, so ist anzuraten, die einzelnen Möglichkeiten mit einem erfahrenen Sportmediziner durchzusprechen. Er kann Ihnen auch Auskunft über die Vor- und Nachteile der in Betracht kommenden Bewegungsart geben.

- Wenn Sie gesund sind, sollten Sie es mit *Dauerlauf* bzw. *Jogging* versuchen. Da wir von Natur aus Läufer sind, ist dies zweifelsohne die beste Art der Bewegung. Fangen Sie mit kurzen und langsamen Läufen an, und steigern Sie allmählich. Fordern Sie sich, aber überfordern Sie sich nicht. Jogging besitzt den Vorteil, daß der ganze Körper in Bewegung ist, und zwar in seiner natürlichen Bewegung. Der Kreislauf kommt sehr schnell in Schwung, die Durchblutung wird angeregt, und Sie bewegen sich zudem in der Natur, also an der frischen Luft. Schauen Sie sich mal Ihre Haut nach einem Dauerlauf an! Ein weiterer Vorteil beim Jogging ist, daß Sie keine größere Ausstattung benötigen, außer einem Paar guter Laufschuhe. Außerdem können Sie praktisch überall laufen, obwohl es sich bei frischer Waldluft natürlich besser laufen läßt, als unter der Dunstglocke einer Großstadt.

- Eine weitere, ganz ausgezeichnete Möglichkeit, in Bewegung zu sein, ist das *Schwimmen*. Schwimmen spricht ebenfalls alle Gliedmaßen an, womit ein entscheidender Vorteil gegenüber vielen Ballsportarten gegeben ist, und entlastet die Gelenke. Nicht umsonst wird Bewegung im Wasser als Heil- und Rehabilitationstherapie verwendet. Als Minuspunkt sei allerdings das gechlorte Wasser in öffentlichen Badeanstalten genannt. Die Vorteile dieser Sportart überwiegen jedoch.
- Des weiteren ist *Gymnastik* empfehlenswert. Der Vorteil ist, daß hierbei gezielt auf bestimmte Körperpartien eingegangen werden kann. Es existieren heute verschiedene gymnastische Richtungen und zahlreiche Variationen dieser Sportart. Gemeinsam mit neuen Diäten erscheinen auf dem Markt neue Gymnastik-Offerten, die scheinbar das Nonplusultra bieten. Von medizinischer Bedeutung ist jedoch lediglich, daß man Sport, in diesem Fall Gymnastik, betreibt. Ihre Gymnastik sollte mit Ihrem Alter und Ihrer Kondition harmonieren. Sie sollte Freude bereiten und die Gelenke trainieren. Gymnastik bietet eine ausgezeichnete Möglichkeit, sozusagen mit dem Körper in Kommunikation zu treten.
- *Seilspringen* ist ein weiteres interessantes Angebot. Diese Bewegungsvariante bringt den Kreislauf schnell auf Hochtouren. Ein Vorteil gegenüber anderen Sportarten besteht darin, daß zusätzlich Arme und Schultern in Bewegung kommen.
- *Trampolinspringen* ist eine ähnliche Form der Bewegung und bringt ebenfalls den Kreislauf in Schwung. Weniger zum Zuge kommt hier jedoch der Oberkörper. Der Vorteil gegenüber dem Seilspringen ist auf der anderen Seite eine geringere Belastung der Fußgelenke.
- Schließlich ist noch das *Radfahren* zu nennen. Mit einem Mehrgang-Rad können Sie den Schwierigkeitsgrad je nach Bedarf steigern – und Ihre Kondition und Ihre Fitneß ebenfalls. Diese Art der körperlichen Betätigung för-

dert die Herz- und Lungentätigkeit und wirkt positiv auf den Kreislauf. Natürlich wird hierbei auch speziell die Beinmuskulatur trainiert.

- Im übrigen ist das Angebot an sportlicher Betätigung überwältigend groß. Auch *Tennis* oder *Squash* sind Möglichkeiten, wenn sich auch die Sportwissenschaftler über deren gesundheitliche Risiken streiten.

Meines Erachtens ist jedoch der beste und natürlichste Sport der Lauf, da dabei alle Muskelgruppen geübt werden, die Arme und Beine sowie die Brustmuskeln. Er ist für alle Altersgruppen geeignet. „Eine Wirkung ist aber nur zu erwarten, wenn die Muskelbewegung regelmäßig, mindestens fünfmal pro Woche, erfolgt, wenn sie fünf Minuten Dauer überschreitet und der Puls während der ganzen Übung bei etwa 150 Schlägen pro Minute liegt.“ Näher äußert sich dazu der bekannte Arzt Dr. M. O. Bruker in seinem Buch *Idealgewicht ohne Hungerkur*.

Führen wir das Ganze noch etwas weiter aus: Ihnen ist wenig damit gedient, wenn Sie nur zweimal in der Woche trainieren, auch wenn das schon besser ist, als gar nichts zu tun. Als Faustregel gilt: Wenn Sie dreimal pro Woche laufen, stagniert der Organismus, d.h. es verändert sich nichts, wenn Sie weniger laufen (oder keine sportliche Betätigung ausüben), verschlechtert sich der Zustand des Körpers, und wenn Sie fünfmal pro Woche über fünf Minuten laufen, verbessern Sie den Allgemeinzustand. Man muß sich also wirklich engagieren, regelmäßig, wenn man eine Verbesserung erzielen will.

Es ließen sich nun leicht noch weitere Seiten mit einschlägigen Ratschlägen füllen. Von Bedeutung ist, *daß* Sie etwas unternehmen und das möglichst regelmäßig. Über jede einzelne Sportart existieren im übrigen zahlreiche Bücher und Fach-Informationen, die man sich zu Gemüte führen sollte. Vergessen Sie auf keinen Fall dabei jedoch den „Spaß an der Freud'“.

Aktive Entgiftung

Wenn man aktiv eine Entgiftung des Körpers in die Wege leiten will, bieten sich mehrere Methoden an!

Es empfiehlt sich, vor Beginn einer Entgiftung, gleichwelcher Methode man sich bedient, einen Arzt oder Fachmann zu konsultieren, der ein Programm, abgestimmt auf die persönlichen Umstände, gemeinsam mit Ihnen erstellt.

Die Entgiftung ist heute um so mehr notwendig, da der Körper des Durchschnittseuropäers ziemlich verseucht ist mit Medikamenten und anderen Chemikalien. Ich spreche dabei nicht nur von den Konservierungsstoffen in der Nahrung, von chemischen Giften, von Giften, die in der Atmosphäre zu finden sind, und von Pestiziden und Schädlingsbekämpfungsmitteln, die indirekt in unseren Organismus gelangen. Ich ziele direkt auch auf Schmerzmittel, Beruhigungsmittel und andere medizinische Drogen, die von Ärzten verschrieben werden. All diese geballte Chemie bleibt gewöhnlich über Jahre hinweg im Gewebe des Körpers. Also auch Diätpillen, Kodein (aus Opium gewonnener, als hustenstillendes Mittel verwendeter Stoff), Novocain (Mittel zur örtlichen Betäubung) und Schmerzmittel sind gefährlich und vergiften den Organismus regelrecht, was sich u. a. manchmal sofort, manchmal auch erst später auf der Haut zeigt. Es ist nicht übertrieben, wenn man heute von feindlichen chemischen Substanzen spricht, von dem epidemischen Gebrauch von Pillen, angefangen bei sogenannten Tranquilizern über Aufputschmittel bis hin zu Schlankheitspillen.

Eine bewährte Methode der Entgiftung stellen Fastenkuren dar. Es gibt etwa sechs grundlegende verschiedene Fastenmethoden, die alle ihre Berechtigung besitzen. Zahlreiche Erholungsstätten sind auf nicht anderes als Fastenkuren spezialisiert. Fasten sollte ebenfalls unter ärztlicher Aufsicht bzw. unter Aufsicht eines erfahrenen Heilpraktikers erfolgen. Es entschlackt und entgiftet den Körper von

Grund auf. Man unterscheidet Heilfasten, Kurfasten und das „richtige“ Fasten, das sich über einen Zeitraum von vier Wochen erstrecken kann. Besonders positive Effekte sind vor allem bei Hautunreinheiten durch Fasten zu erzielen. Im übrigen besitzt eine solche Kur den Nebeneffekt, daß man sich seiner Ernährungsweise zunehmend bewußt wird. Eine Kostumstellung danach fällt gewöhnlich leichter.

Da beim Fasten keine neue Nahrung aufgenommen wird, was den Organismus zur Verarbeitung zwingen würde, kann er sich ausschließlich auf die Entgiftung konzentrieren. Dieser Prozeß wird dadurch unterstützt, daß große Mengen Wasser (täglich etwa 1,5 bis 2 Liter) getrunken werden. Im übrigen verhungert man beim Fasten nicht. Nach ca. 2 Tagen hört das Hungergefühl völlig auf, da der Darm dann entleert ist und der Magen keine Magensäure mehr produziert. Der Organismus zehrt in der Folge von seinen Depots.

Eine zweite Methode äußerer Anwendungen zur Hautverbesserung ist das sogenannte Auslaugebad. Hierbei handelt es sich um ein äußerst wirkungsvolles Entgiftungsbad, das anstelle der Schwitzmethoden oder als deren Ergänzung angewendet werden kann und vor allem gegen Pickel und Hautunreinheiten wirksam ist. Ein Auslaugebad ist ein 50 bis 80 Minuten dauerndes Vollbad bei 37 °C, wobei die Wassertemperatur nur geringfügig reguliert werden darf. Es sollte weder Überwärmung noch Kältegefühl auftreten.

Die Durchführung dieses Bades sieht folgendermaßen aus:

- Man legt sich bis zum Hals unter Wasser und bleibt zehn Minuten entspannt liegen. Für die Zeitkontrolle muß eine Uhr bereitstehen.
- Dann steht man auf und seift den ganzen Körper mit einfacher, unparfümierter Seife gründlich ein.
- Hierauf legt man sich weitere 30 bis 60 Minuten entspannt in das Bad zurück. Tritt ein Gefühl der Überwärmung ein, muß man kaltes Wasser zulaufen lassen, bei Frösteln hingegen etwas warmes Wasser. Ansonsten darf die Wassertemperatur nicht verändert werden.
- Anschließend seift man den Körper nochmals stark ein und bürstet ihn in strich- und kreisförmigen Bewegungen ab – zunächst Hände und Arme, dann Füße und Beine und zuletzt den Rumpf.
- Abschließend liegt man nochmals zehn Minuten im Bad, trocknet sich danach ab und legt sich zu Bett.

Regelmäßige Auslaugebäder lassen die Haut besonders weich, rein und elastisch werden, haben also auch ein kosmetisches Resultat.

Die Praxis zeigt, daß durch aktive Entgiftungsmethoden die Dauer von Krankheitsabläufen entscheidend herabgesetzt werden kann. Eine Fallgeschichte soll dies illustrieren: Der Patient war ein kleiner Bub, der noch die Volksschule besuchte und an Windpocken erkrankt war. Zunächst sollte er nach schulmedizinischen Prinzipien behandelt werden. Hier werden Windpocken wissenschaftlich betrachtet, das heißt man weiß, daß sie so und so lange dauern, daß sie eine Virusinfektion darstellen usw. Aber der behandelnde Arzt kannte bereits die Entgiftungstherapie, die unverzüglich in Angriff genommen wurde. Konkret wurden Schwitzpackungen verordnet, zusammen mit bestimmten Vitaminen. Die

Mutter des Buben, eine sonst nicht „alternativ“ eingestellte, eher vorsichtige Frau, begann nach vier Tagen zu schwärmen, daß nur ihr Kind – im Unterschied zu allen anderen Schulbuben, die Windpocken hatten – so schnell gesund geworden sei. Außerdem teilte sie mit, ohne zu wissen, daß sie damit die Sache im Kern getroffen hatte, daß ihr Kind danach einen gesünderen Eindruck machte als vorher. Der Körper hatte die Krankheit also besiegt. Man könnte an dieser Stelle nun zahlreiche weitere Fallbeispiele anführen, die die Wirksamkeit der Entgiftungstherapie demonstrieren.

Der springende Punkt ist: Der Patient darf nicht aufgeben, er muß die Therapie intensiv und ernsthaft durchführen und das Stufenschema von gesund bis krank dabei im Hinterkopf behalten. Wenn eine Krankheit nämlich durch Entgiftung geheilt wird, wenn Hautkrankheiten auf diese Weise bereinigt werden können – und die Erfolgsquote ist hoch! –, sind sie danach tatsächlich verschwunden. Sie treten nicht wieder auf, es sei denn, es wird erneut Gift zugeführt – durch minderwertiges Wasser, durch falsche Ernährung oder was auch immer.

Damit verfügen Sie über einen guten Einblick in die Therapiemöglichkeiten der Phase I, die teilweise natürlich auch in den anderen Phasen angewandt werden können. Von Bedeutung ist, daß man einen Patienten nicht in einen wirklich guten Gesundheitszustand hinüberführen kann, wenn nur kurzfristig etwas unternommen wird, dann aber dem Körper erneut Gifte in großen Mengen zugeführt werden. Insofern hat das Kapitel Entgiftung natürlich etwas mit dem Patienten zu tun, mit seiner psychischen Stärke, aber auch mit seiner Einstellung. Zunächst ist es für Sie von Bedeutung, diese Prinzipien der Entgiftung zu verstehen. Effektive, aktive Entgiftungskuren müssen auf Dauer Hand in Hand gehen mit gesunder Ernährung, hochwertigem Wasser, guter Luft und viel Bewegung.

Im übrigen gilt es, diese Entgiftungstechniken und Entgif-

tungsphilosophien auch für spätere Phasen parat zu haben. Diese Prinzipien in Kombination mit anderen Therapiemöglichkeiten heilen in Phase I den Organismus praktisch selbständig aus. Sie verhindern, daß der Gesundheitszustand des Organismus sich verschlechtert.
In den darauffolgenden Phasen II und III muß man allerdings ein umfangreicheres „Waffenarsenal“ bemühen.

Wirksame Heilmethoden bei Entzündungen und Ablagerungen

Die meisten Menschen sterben an ihren Arzneien und nicht an ihren Krankheiten.

Jean Baptiste Moliere,
frz. Komödiendichter, 1622 – 1673

Wenn der Organismus an der Entgiftung gehindert wird, so tritt Stufe II auf den Plan: die Entzündung. Der Arzt Reckeweg nannte sie die Reaktionsphase. Im Klartext bedeutet dies, daß der Grad der Vergiftung zugenommen und der Zustand sich so verschlechtert hat, daß der Körper stärker reagiert. Da der Körper jedoch ständig auf irgendeine Weise reagiert, ist es sinnvoller, diese zweite Phase Entzündungsphase zu nennen. Wenn der Giftnachschub also bestehen bleibt oder sogar erhöht wird und dem Organismus mehr Gifte zugeführt werden, als er abbauen kann – etwa weil der Patient zuwenig trinkt –, so muß man mit einem weiter herabgesetzten Gesundheitszustand rechnen. Manchmal wird diese Entwicklung vom Arzt verschuldet, der nicht erkannt hat, daß eine Einschränkung der Giftzufuhr und eine Entgiftung des Körpers an erster Stelle stehen sollte.

In dieser Phase der fortschreitenden Vergiftung, der Entzündung, versucht der Organismus wieder nichts anderes, als sich vom schädlichen Ballast zu befreien, diesmal jedoch durch andere Methoden. Erkennt der Arzt dies nicht, wird er mit an Sicherheit grenzender Wahrscheinlichkeit nun weitere unterdrückende Maßnahmen einleiten, d.h. auch die Reaktion der Entzündung wird dem Körper verboten. Dabei versucht der Organismus lediglich, mittels eitriger Einschmelzung giftige Substanzen loszuwerden. Solche Entzündungen treten also auf, weil das Abwehrsystem des Körpers seine Arbeit verrichten und das Gift ausscheiden will.

Der Arzt, der diesen Mechanismus erkennt, wird nur dann eingreifen, wenn der Körper mit den Giften nicht fertig wird. Im übrigen wird er versuchen, die Fähigkeit des Körpers zur Ausbildung einer Entzündung zu erhöhen, weil es sich immer noch um eine positive Reaktion handelt. Mit anderen Worten: Der Arzt, der entzündungshemmende und fiebersenkende Mittel verabreicht, bewirkt, auf lange Sicht gesehen, ein Fortbestehen der Krankheit. Die Entzündung verkriecht sich dann gewissermaßen und wird unterschwellig aktiv.

Wenn im Kindesalter immer wieder Angina auftritt oder der Gesundheitszustand insgesamt in schlechtere Phasen übergeht, so weiß man, daß der Mechanismus der Entzündung erfolgreich unterdrückt wurde, so lange, bis der Körper diese Abwehrmaßnahme nicht mehr anwendet. In diesem Fall ist er gezwungen, Gift abzulagern; ein chronischer Zustand ist die Folge.

Betrachtet man also die Entzündung als Versuch, Gift auszuscheiden, so wird man sehr schnell erkennen, daß es falsch ist, dieses Symptom zu unterdrücken. Bevor man also voreilig Antibiotika nimmt, sollte man überlegen: Ist es nicht seltsam, daß eine Angina immer wieder auftritt, obwohl sie ja der weit verbreiteten Ansicht zufolge richtig behandelt wurde? Der Grund für die ständige Wiederkehr der Angina ist darin zu suchen, daß nicht ihre Ursache, sondern nur eine Sekundärerscheinung, eigentlich nur ein Symptom, behandelt werde.

Manchmal funktioniert der Selbstheilungsmechanismus des Körpers jedoch anscheinend nicht. Dies kann daran liegen, daß der Organismus nicht genug Kraft, nicht genug „Entzündungsfähigkeit“ besitzt – ein Umstand, der oft nach einer medikamentösen Behandlung gegeben ist, oder es fehlen dem Körper wichtige Nährstoffe (Vitamine etc.). Es mag auch sein, daß die Abwehrmechanismen den ständigen Nachschub an Giften nicht bewältigen können. Natürlich kann wieder nur die individuelle Diagnose eine Antwort geben, was die Gründe sind.

Wiederholen wir noch einmal: Sie finden in Phase II Mitesser, Akne, allgemeine Hautunreinheiten und Vereiterungen sowie Furunkel und Karbunkel. Insgesamt ist eine Neigung zu Eiterungen feststellbar. Unterdrückt man diese ständig durch Antibiotika, so beweist dies nur, daß man die Arbeitsweise des Körpers nicht durchschaut hat. Das Symptom verbessert sich scheinbar, aber der Gesundheitszustand wird im ganzen verschlechtert. Daß dies richtig beobachtet ist, beweist der Umstand, daß der Anteil der chronischen Krankheiten ständig im Steigen begriffen ist, während die akuten Erkrankungen zurückgehen.

Was kann man nun unternehmen, was dem Patienten tatsächlich anraten? Folgende Therapiemöglichkeiten können sich in den Phasen II und III als wirkungsvoll erweisen:

Prinzipiell gilt: In den schlechteren Phasen kann man als Therapie immer die Heilmittel der besseren Phasen anwenden. Es ist also immer richtig, den Körper in seinen Ausscheidungsfunktionen zu unterstützen, weil dies Stauungen abbaut und entgiftet. Auf diese Weise werden einer schlimmeren Krankheit der Druck, die Notwendigkeit und die Schärfe genommen.

Gute Erfolge lassen sich in der zweiten Phase durch Eigenblut-Injektionen erzielen, weil dies den Körper kräftig unterstützt und zur raschen Ausheilung beiträgt. Oft folgt auf eine Krankheit der Phase II eine Krankheit der Phase I, worüber man nicht erschrecken darf: Dies ist ein Zeichen der Genesung! Eine Variation der Eigenblutbehandlung besteht darin, ein geeignetes homöopathisches Mittel mit ca. zwei Milliliter Venenblut zu mischen und nach kräftigem Schütteln mit Schaum dem Patienten in den Muskel zu spritzen. Die Resultate, die mit dieser Therapie zu erzielen sind,

sind zum Teil unglaublich: Akne und akneähnliche Phänomene kann man damit förmlich wegzaubern.

Stellvertretend für viele andere Erfolgsstories sei hier die Krankheitsgeschichte eines zweiundzwanzigjährigen Mannes erwähnt, dessen Gesicht, Rücken und Brust voller Pikkel war. Der Stuhl war scheinbar in Ordnung. Allein durch Eigenblutspritzen und Lichtbestrahlungen konnte eine drastische Veränderung erzielt werden. Nach zwei Wochen (vier Behandlungen) hatte sich das Aussehen des Patienten deutlich verbessert; der Zweiundzwanzigjährige war nicht wiederzuerkennen.

Tatsächlich funktioniert die Eigenblutbehandlung so sicher, daß es betroffen macht, wenn man sieht, wie junge Leute mit chemischen Substanzen behandelt und dadurch teilweise eher vergiftet als geheilt werden. Diese Therapie hilft meist nur, solange die Tabletten eingenommen werden, danach treten die gleichen Beschwerden wieder auf, weil sich ein junger Organismus noch von einer unterdrückerischen Behandlung erholen kann. Im Alter von vierzig, fünfzig Jahren läßt sich der Körper jedoch leichter manipulieren. Nur folgen Rheuma oder eine noch schlimmere Krankheit oft auf dem Fuße.

Je nach Lage des Falles kann auch ein Einlauf Wunder wirken. Tatsächlich ist das Fasten in Kombination mit dem täglichen Darmeinlauf fast ein klassisches Mittel, mit dem man Entzündungen zu Leibe rücken kann. Es ist eine Erfahrungstatsache, daß man „durch frühzeitige und häufig wiederholte Einläufe den Charakter einer sich entwickelnden Infektionskrankheit von Grund auf ändern kann." (A. Brauchle) Wie man Einläufe macht, ist in der einschlägigen Literatur nachzulesen. Im Einzelfall empfiehlt es sich immer, den Arzt zu konsultieren. Im übrigen lassen sich Einläufe auch selbst durchführen. Ihre Anzahl ist abhängig von der Schwere der Erkankung. Eine Faustregel für akute Krankheiten: Am ersten Tag sind wenigstens vier Einläufe notwendig, um den Körper ausreichend zu entgiften. Bei chronischen Erkrankungen geht man natürlich gemäßigter vor. Parallel oder getrennt zum Einlauf kann man auch Auslaugebäder anwenden. Es handelt sich dabei wie beschrieben (vgl. S. 105) um ein Entgiftungsbad, welches die Ausscheidung über die Haut unterstützt.

Darüber hinaus kann die ganze Palette der Kneipp-Kuren angewandt werden. Kneipp-Kuren sind Kaltwasserbehandlungen, gewöhnlich kombiniert mit naturgemäßer Diät und viel Bewegung an frischer Luft. Ganze Fachpublikationen sind hierüber erschienen. Bei Bedarf sollte man sich entsprechend sachkundig machen (vgl. Literaturverzeichnis).

Kneipp-Kuren machen sich den Umstand zunutze, daß Wasser bestimmte physikalische und chemische Eigenschaften besitzt, die die Selbstheilungskräfte des Organismus fördern. Der durch Wasser ausgeübte gleichmäßige Druck führt bei entsprechender Stärke zum Zusammenpressen besonders der Blut- und Lymphgefäße, des Bauch- und des Brustraumes, was eine Kommunikation in Gang setzt. Ferner leitet das kalte Wasser die Wärme von der Haut weg. Die Hauttemperatur beträgt etwa 33° bis 35°C im Durchschnitt. Speziell bei Infektionen kann dies von Vorteil sein. Auf den Einzelfall abgestimmte Zusätze pflanzlicher Herkunft bewirken weitere Hautreaktionen. Damit besitzt man zumindest eine Vorstellung davon, warum die Kneipp-Kuren funktionieren.

Die Grundformen der Kneippschen Wasseranwendungen sind

- Waschungen
- Wickel
- Packungen
- Güsse
- Bäder
- Dämpfe.

Natürlich können die hier aufgezählten Therapieformen im Einzelfall auch miteinander kombiniert werden.

Außerdem spielt in Phase II selbstverständlich auch die Ernährung eine große Rolle. Wenn jemand fortfährt, minderwertiges Essen zu sich zu nehmen, stoppt er den Giftnachschub nicht. Wenn man also z.B. bei Pickeln weiterhin Süßigkeiten ißt, den Tee zuckert oder auf versteckte Art dem Körper Zucker zuführt, mutieren die Bakterien, d.h. sie verändern sich. Der Zucker erzeugt außerdem, wie gesagt, einen Vitaminmangel, so daß im Körper Mangelerscheinungen auftreten, die er auf Dauer nicht mehr im erforderlichen Umfang ausgleichen kann. Die Folge sind schlechte Verdauung, schlechte Verarbeitung der Nahrung, Entstehung von zusätzlichen Giften im Darm, ungenügende Ausscheidung und weitere, ernstere Vergiftungserscheinungen.

Ein typisches Beispiel sei hier vorgestellt: Bei diesem Patienten handelte es sich um einen 28jährigen Journalisten, der äußerst argwöhnisch dieser hier beschriebenen Methode gegenüberstand. Daher glaubte er dem Arzt nicht, der ihm mitteilte, daß seine schlechte Haut mit seiner minderwertigen Ernährung in einem Zusammenhang stehe. Er ließ sich zwar behandeln, blieb aber weiter bei seinem Kantinenessen. Die Rechtfertigung lautete, daß alle dort äßen, daß aber nicht alle krank seien. Der Arzt ließ ihn zunächst gewähren. Einige der gerade eben beschriebenen Methoden (Eigenblutinjektion, Einläufe) halfen immerhin so viel, daß der Journalist mit der Zeit die Wirksamkeit der Therapie erkennen konnte. Also entschloß er sich, mit seinem bisherigen Trott zu brechen und auch seine Ernährung zu korrigieren. Er verzichtete auf Zucker und Schweinefleisch (inkl. Schinken, Wurstprodukte etc.), und nach zwei Wochen begannen sich deutliche Verbesserungen zu zeigen – bis seine Hautprobleme eines Tages verschwunden waren. Inzwischen bewegt der Patient sich zwischen guter und mittelmäßiger Ernährung hin und her. Entsprechend verändert sich seine Haut.

Dieses Beispiel mag verdeutlichen, daß der Patient natürlich das letzte Wort spricht und damit auch seines eigenen Glückes Schmied ist. Er kann den Arzt nicht allein für die

Heilung verantwortlich machen, sondern muß sich darüber klarwerden, daß es auch auf seine eigene Mithilfe ankommt. Überdies muß er einsehen, daß sein Verhalten auch bei der Entstehung von Krankheiten eine Rolle spielt. Wir brauchen nicht – wie unser Journalist – jede Torheit zu begehen, nur weil alle sie machen. Es ist überhaupt einer der gröbsten Fehler, sich an anderen zu orientieren oder sich an den Durchschnitt zu halten, wenn es darum geht, vernünftig zu sein. Und ist es nicht überhaupt schon eine positive Erfahrung, daß es für den einzelnen möglich ist, ganz selbständig etwas für seine eigene Gesundheit zu tun?

Betrachten wir nun Phase III: In diesem Stadium hat die Ablagerung der Giftstoffe an den Körperzellen schon begonnen. Es empfiehlt sich, auch in diesen Fällen zuerst die Entgiftung in die Wege zu leiten. Hierfür muß im Körper (Blutkreislauf, Leber usw.) wieder Raum entstehen, Gifte, die schon abgelagert waren, überhaupt aufzunehmen. Außerdem müssen die Gifte zunächst wieder mobilisiert werden, bevor sie abgebaut werden können. In dieser Phase kann man mit Molke entgiften und Spezialmassagen anwenden. Weitere Stichworte zur Therapie sind Laserbehandlung, Cellsan (siehe Seite 159, Stichwort Zellulitis), Lichtbad und Ozonbehandlung. Folgende Massageformen kommen als Therapie in Phase III in Frage:

- *Reflexzonenmassage:* Hier wird, von ganz bestimmten Hautzonen ausgehend, ein Reflex auf gewisse Organe ausgeübt und somit das jeweils angesprochene Organ positiv beeinflußt.
- *Fußsohlenmassage:* Dies ist eine spezielle Form der Reflexzonenmassage. Die Organe werden über die Fußsohlen angesprochen.
- *Lymphdrainage:* Diese Massageform ist besonders hilfreich bei Lymphstauungen, bei Hautkrankheiten und zur Unterstützung anderer Behandlungen. Lymphgefäße werden aktiviert, so daß sich Stauungen lösen können.

- *Klassische Massage:* Alle Variationen dieser Massageart erfassen den ganzen Körper und dienen zur Lockerung der Muskeln.
- *Bürstenmassage:* Diese Form ist hilfreich vor allem bei Durchblutungsstörungen, da sie starke Reizungen über die Haut auslöst. Sie kann als Trockenmassage, aber auch mit Wasser ausgeführt werden. Speziell bei Hautproblemen, z.B. bei Unreinheiten, Verhornungen der Oberhaut oder ähnlichem, leistet sie gute Dienste; die Entgiftung wird durch bessere Durchblutung gefördert.
- *Sportmassage:* Sie dient als Vorbereitung (bzw. Lockerung) für sportliche Leistungen.
- *Unterwassermassage:* Hier werden die Muskeln in warmem Wasser entspannt. Die Wirkung ist bedeutend, da der Massagereiz tief in das Gewebe eindringen kann.
- *Bindegewebsmassage:* Bei dieser Massage erzielt man eine Tiefenwirkung auf die inneren Organe, da die Haut auf ihrer Unterseite, dem Bindegewebe, verschoben wird.

Die Einlagerungen in Phase III sitzen schon zu tief, um noch durch Entzündungen freigesetzt zu werden. Die Behandlung weist jedoch manche Ähnlichkeiten mit dem Vorgehen in Phase II auf, sofern die Patienten noch jung sind und schnell reagieren und regenerieren. Als Therapieschritte empfehlen sich in Phase III:

- Allgemeine Entgiftung (stufenweise Umstellung der Ernährung, Trinken von Entgiftungstee, Molke usw.)
- Mobilisieren der Ablagerungen (mittels Lichtbad, Lymphdrainage, Spezialmassagen)
- Abwehrsteigerung (mittels Eigenblutinjektionen) und konkrete Behandlung (Ozon-, Cellsan-, Lasertherapie, Homöopathie)
- Weitere Entgiftung, Stopp des Giftnachschubs aus dem Darm, sinnvolle Umstellung der Ernährung.

Tatsächlich kann man mit ganzen Programmen arbeiten, keine Akne, die in Phase III übergegangen ist, kann solchen Strategien standhalten.

Prinzipiell ist zu bemerken, daß man in Phase III zunächst darauf hinarbeitet, den Organismus in Phase II rutschen zu lassen und von hier auf Phase I zuarbeitet.

Betrachten wir uns auch hier einige konkrete Fälle: Bei der folgenden Patientin handelte es sich um eine übergewichtige Frau mit Orangenhaut und gequollenem Gewebe – natürlich genau an den üblichen Problemstellen. Die Hüfte war zu breit, das Gewebe schwammig. Hier wurde mit einem ganzen Programm operiert, das ziemlich genau die vier eben beschriebenen Schritte zum Inhalt hatte. Neben Spezialmassagen wurden Laser- und Ozonbehandlung angewandt, begleitet von einer grundlegenden Änderung der Ernährung. Der Arzt arbeitete in dieser Phase mit einigen anderen Spezialisten zusammen, um ein optimales Ergebnis zu erzielen. Nach nur zwei Monaten war diese Frau nicht mehr wiederzuerkennen. Sie hatte außerdem auf natürliche Weise abgenommen. Abgesehen von den erfreulichen kosmetischen Effekten hatte sich ihr Gehleiden verbessert, und ihr Rheuma war verschwunden.

Ein anderes Fallbeispiel: Eine Patientin litt an immer wiederkehrenden Eiterungen unter den Achseln, am Gesäß, und im Intimbereich. Zusätzlich plagte sie eine ständig wiederkehrende Pilzinfektion, die nicht auf Dauer unterbunden werden konnte. Weitere Indikatoren deuteten auf eine Einstufung in Phase III hin. Zahlreiche Antibiotikakuren hatten die Gesamtsituation bereits drastisch verschlechert, obwohl die jeweilige Behandlung immer zu vorübergehenden Verbesserungen geführt hatte. So kam sie endlich in die Praxis eines Naturheilkunde-Arztes, weil sie mit den bisherigen Therapien unzufrieden war, aber keinen Ausweg wußte. Zunächst mußte in diesem speziellen Fall eine Milieu-Änderung in die Wege geleitet werden, so daß Pilze und falsche Bakterien kein günstiges Klima mehr vorfinden konnten, wie es durch die Antibiotikabehandlung entstanden war.

Die Müdigkeit, unter der die Patientin litt, war nur ein Begleitsymptom der gesamten mißlichen Lage. Selbstverständlich war der Darm nicht in Ordnung, obwohl sie regelmäßig Stuhlgang hatte (Bei 80 Prozent der Patienten in dieser Phase der Fall!). Nachdem mit diversen homöopathischen Mitteln die Lymphe und die Ausscheidung reaktiviert worden waren und die Entgiftung wieder in Gang gekommen war, trat – als Zeichen einer durchlaufenen Besserungsphase – ein kurzer Fieberschub auf. Danach erfolgten keine Eiterungen mehr an der Haut. Dieser relativ schwere Fall kann heute als geheilt betrachtet werden.

Offenbar zieht der Körper es vor, die überschüssigen, sprich giftigen, Substanzen in einem unwichtigeren Randbereich, z.B. im Bindegewebe, abzulagern, anstatt Leber, Nieren und andere lebenswichtige Organe damit zu belasten. Die beste Lösung bleibt natürlich, die Giftstoffe auszuscheiden.

Die Krankheiten, welche mit der Ablagerung einhergehen, sind indes vielfältig. Vom Rheuma und den Arthrosen spannt sich der Bogen hin bis zu jeder Art von chronischer Krankheit. Um den Prozeß wieder rückgängig zu machen, muß man die bereits genannten Prinzipien anwenden, also die der Entgiftung und der Entzündungsförderung. Dazu kommt beispielsweise die Lymphdrainage, um die Ablagerungen vorsichtig wieder in den Kreislauf zurückzubringen und damit einer Ausscheidung durch Leber und Nieren zuzuführen. Zuvor aber darf man, wie bereits erwähnt, nicht die Entgiftung vergessen, denn sonst arbeitet man gegen die Anstrengungen des Körpers.

In Phase III, die die Vergiftung bereits an die Zellen heran, wenn auch noch nicht in die Zellen hinein (Phase IV, V und VI) geführt hat, kann sich der Körper indes noch selbst helfen. Nebenbei sei bemerkt, daß erst hier die Organpathologie beginnt. Oft startet erst bei solchen Befunden für den Schulmediziner die Krankheit. Jetzt erst sieht er sie.

Eine der Patientinnen, die wegen eines akuten Anfalls ihrer Arthrose zu einem Arzt gekommen war, der in dieser Phasen-Philosophie dachte, konnte Durchblutungsmittel, Rheumamittel, Herzmittel und Blutdruckmittel (all die gewöhnlichen „Altersmedikamente“) wegwerfen, nachdem dieser Zusammenhang verstanden und eine entsprechende Therapie in die Wege geleitet worden war. Nach gerade zehntägiger Behandlung konnte sie schneller gehen, bergauf und ohne Druck überm Herzen, ohne Stock wegen der Arthrosen. Die Therapie sah wie folgt aus:

- Kurze Entgiftung mittels Getreidesuppen und viel Flüssigkeitszufuhr (Tee)
- Lymphdrainage an Oberschenkel und Knie
- Homöopathische Mittel mit Eigenblut aufgeschüttelt, um die Vorgänge im Körper aufleben zu lassen.

Tatsächlich riet der Arzt dieser Patientin nicht einmal an, alle bisherigen Mittel wegzulassen; er hatte sie nur gefragt, ob sie lieber eine der üblichen medikamentösen Behandlungen der einzelnen Probleme bevorzuge (wobei sie in der Folge ständig auf Schmerzmittel angewiesen wäre), oder ob sie der Gesamtsituation entsprechend therapiert werden wolle. Diese ganzheitliche Behandlung zeigte Wirkung. Sie hatte alle Symptome verbessert, nachdem ihr gemeinsamer Nenner gefunden worden war.

Natürlich war die Patientin nachher noch nicht gesund. Aber seltsamerweise konnte sie nach der Behandlung mittels ihrer Ernährung direkt beeinflussen, ob die Knie besser oder schlechter wurden. Es mag für manchen Schulmediziner unglaublich klingen, daß die Patientin nur für einige Zeit – drei, vier Tage – den Verzehr von Fleisch aufzugeben brauchte, um sich selbst von einem erneuten Auftreten der Kniearthrose zu befreien.

Hilfe bei problematischen Hautkrankheiten

Die ersten Schritte sind wertlos, wenn der Weg nicht zu Ende gegangen wird.

Shankara,
ind. Religionsphilosoph, ca. 780 – 788

In Phase IV sind die Giftstoffe in die Zellen eingedrungen. Der Schaden ist dauerhaft geworden, es handelt sich nicht mehr um eine bloße Ablagerung wie in Phase III. Die Zellen werden aktiv geschädigt, so daß sie sich nicht mehr selbst regenerieren können. Man könnte von einer Überwältigung des Organismus sprechen und käme damit dem Phänomen wahrscheinlich sehr nahe.

Zahlreiche innere Krankheiten, aber auch orale Hautprobleme sind in dieser Phase angesiedelt. Relativ leicht zu identifizieren ist die Bindegewebsschwäche: Falten, Risse (ähnlich wie Schwangerschaftsrisse) und schlaffe Haut (die zuerst aufquillt und schließlich in Phase V zur Abnahme der Schwellung führt, die verletzlicher und brüchiger wird), sind hier zu beobachten. Therapeutisch empfehlenswert sind auch hier richtige Ernährung, Vitamine (besonders A, C sowie die Mineralstoffe Kalzium und Magnesium) sowie manuelle Bearbeitung (wie die Lymphdrainage), belebende Bestrahlungen (nicht Höhensonne), Meerwasser und Sauna. Angestrebt werden muß auch hier eine generelle Regeneration des gesamten Organismus.

Im übrigen können wir auch die chronischen Allergien in diese Phase einordnen, während die akuten eher in einer Spezialkategorie der Phase III zu rubrizieren sind. Ausführlich kommen Allergien auf S. 133ff. zur Sprache.

Betrachten wir immerhin schon einmal ein Beispiel: Bei dem folgenden Fall handelte es sich um eine 62jährige Dame mit allergischem Ekzem (Rötung und Jucken) an den Fingern. Trotz aller Vorsichtsmaßnahmen (Gummihandschuhe etc.) konnte es nicht zum Verschwinden gebracht werden. So benutzte die alte Dame seit siebzehn Jahren Kortison, wenn auch immer in geringer Menge. Zuerst befüchtete der behandelnde Arzt, daß ein so lange unterdrücktes Phänomen schwer in eine andere Richtung, in Richtung Gesundheit, zu führen sei. Aber nach einer einzigen Kur mit homöopathischen Organpräparaten wurden die ersten Erfolge sichtbar. Parallel dazu wurden Entgiftungsmaßnahmen durchgeführt. Heute braucht die Patientin kein Kortison mehr; sie vermag ohne Handschuhe Küchenarbeit zu verrichten.

Als zweites Beispiel sei der Fall eines 55jährigen Mannes angeführt, der eigentlich wegen Rheumas behandelt werden wollte; allerdings waren auch juckende chronische Hautausschläge an den Beinen und auf der Brust vorhanden. Nachdem nicht die Symptome (in diesem Fall Rheuma oder Ausschlag) in den Mittelpunkt des Interesses gerückt worden waren, wurde einfach entsprechend der Phasentheorie behandelt (Rheuma ist der gleiche Vorgang an den Gelenkflächen wie der entsprechende Prozeß an der Haut!). Der Arzt brauchte nur eine kleine Variation in die Behandlung einzuführen – und bald gingen sowohl das Rheuma als auch der Hautausschlag zurück. Die Hauterkrankung wurde tatsächlich nicht therapiert. Der Patient teilte dem Arzt indes am Ende der Behandlung mit, daß auch der Zustand seiner Haut sich gebessert habe. Um der Wahrheit die Ehre zu geben, muß erwähnt werden, daß der Arzt vorher drei andere Therapieformen getestet hatte, bevor er jene anwandte, die schließlich den gewünschten Erfolg zeigte. Aber dieser Patient, ein Bauer aus der Nähe von Wien, besaß genügend Geduld mit dem Arzt, der sich mit dem Problem so gut wie möglich auseinandersetzte.

Hierzu ein wichtiges Wort: Manchmal schlägt eine Therapie nicht beim ersten Mal an! Wir sind in der heutigen Zeit aufgrund der Anwendung von symptomfindenden Medikamenten ziemlich verwöhnt: Diese bringen Krankheitserscheinungen oft zum Verschwinden und täuschen einen Gesundheitszustand vor. Arbeitet man mit einer anderen Philosophie, so dauert der Heilungsprozeß mitunter länger – aber der Erfolg ist bleibend.

Im übrigen gilt es zu bedenken, daß – je weiter wir uns in den Phasen von links nach rechts, also zur absoluten Krankheit hinbewegen – ein konkretes Problem sich aus immer mehr Faktoren zusammensetzt und auch schon eine längere Vergangenheit hinter sich hat. Also braucht es in den Phasen IV, V und VI sehr viel mehr Arbeit und manchmal einige Anläufe, um zu einem Resultat zu gelangen. Das großzügige Wegwischen von Symptomen ist leicht. Man bräuchte Patienten nur Kortison zu verabreichen, und schon wäre alles gut. Aber manchmal wollen Patienten auch gesund werden.

Ein drittes Beispiel: Ein 46jähriger Patient mit einem „Quincke-Ödem", d.h. einem unvermuteten Anschwellen der Haut- und Schleimhaut-Areale, war schon öfters wegen Erstickungsgefahr in einer Notambulanz eingeliefert worden: Lippen, Zunge und Rachen schwollen plötzlich an und wurden rot und teigig, so daß er keine Luft bekam. Die normale schulmedizinische Behandlung sieht bei einem solchen Anfall die Verabreichung von Kalzium, Antihistaminikum (Therapeutikum bei allergischen Reaktionen) und Kortison vor. Natürlich ist die Notfallbehandlung gegebenenfalls ebenso notwendig wie richtig. Der Patient muß zuallererst vorm Ersticken bewahrt werden. Aber letztlich ging es darum, dem Patienten das immer wieder auftauchende Problem zu nehmen.

Der Naturheilkunde-Arzt, der sich schließlich des Falles annahm, behandelte daher zunächst einfach nach den Phasen-Prinzipien. Die Anlaufzeit, bis die Therapie anschlug, war nicht kurz, aber die Situation besserte sich sichtlich –

und zwar von dem Moment an, da eine deutliche Umstellung der Ernährung eingeleitet worden war. Der Patient verzichtete auf Schweinefleisch, stellte jeden Zuckerkonsum ein und aß genügend Gemüse. Außerdem erhielt er Vitamine, Kalzium und Magnesium. Da es sich außerdem um eine psychosomatische Erkrankung handelte und der Patient einen bestimmten seelischen Faktor nicht ausschalten konnte, bestand das Ziel zunächst darin, eine deutliche Besserung herbeizuführen. Es ist tatsächlich bemerkenswert, daß viele Patienten weniger Wert darauf legen, gesund zu werden, sondern oft nur eine Besserung anstreben. Im übrigen arbeitete der Arzt in diesem speziellen Fall mit Darmsymbionten, Bakterienkulturen also. Die erzielte Besserung hält bis heute an.

Ein letztes Beispiel: Eine Patientin wurde von einer ganzen Reihe von Krankheitserscheinungen geplagt. Am unangenehmsten aber war ihr das offene Bein. Seit Jahren hatte sie damit zu kämpfen, schließlich waren sogar zwei Löcher in der Größe von Geldstücken entstanden. Darüber hinaus wiesen einige weitere Symptome darauf hin, daß die IV. Phase vorlag: Chronische allergische Erscheinungen im Gesicht und am Hals (Rötungen) machten ihr das Leben zur Hölle. Zu allem Überfluß gab es an den Beinen rötliche, silbrige Flecken von verschiedener Größe. Abwechselnd tauchten zudem kleine rote stecknadelkopfgroße Punkte auf, die ein wenig juckten, bis zum Oberschenkel hinaufwanderten, dann aufbrachen und abschuppten. Magenbeschwerden und Probleme an den Gelenken und an der Wirbelsäule vervollständigten die Vielzahl der Symptome.

Von diesem Blickpunkt aus betrachtet ist es von untergeordneter Bedeutung, eine namentliche Unterscheidung zwischen den diversen Hauterscheinungen zu treffen. Es nutzt wenig, mit Akribie Phänomene zu definieren, nachzuschlagen und einzuordnen – und letztendlich mit Kortison zu behandeln.

Bei dieser Patientin wurden zunächst Entgiftungsmaßnahmen ergriffen (Tees, viel Flüssigkeitszufuhr, später Einläufe usw.) sowie eine homöopathische Therapie in die Wege geleitet. Außerdem begann der Arzt eine antiallergische Behandlung, welche die irritierte Körperabwehr zur Ruhe bringen sollte. Der Bakterienhaushalt der Patientin befand sich natürlich in einer vollständigen Unordnung, bei der herabgesetzten Abwehrlage kein Wunder. Pilze siedelten sowohl im Darm als auch im Bereich der Wunde am Bein. Die Patientin wurde außerdem mit Laser behandelt – an der Wunde und an den Fingern gegen das Rheuma. Die antiallergische Behandlung war also zugleich eine Anti-Rheuma-Behandlung. Außerdem wurden einige andere Therapien eingeleitet, die wir bereits beschrieben haben.

Interessant entwickelte sich der Verlauf: Die Probleme ließen ständig nach, während die Hauterscheinungen wechselten. Manchmal mußte für kurze Zeit eine antibakterielle Salbe eingesetzt werden, manchmal eine Salbe gegen Pilzbefall, mitunter auch eine gemischte Vitaminsalbe zur Regeneration. Durch solche Maßnahmen verbesserte sich der Allgemeinzustand so weit, daß der Organismus schließlich die Sache in den Griff bekam. Das Loch am Bein schloß sich endlich, nur hin und wieder traten noch leichte Hauterscheinungen auf; die Gelenkschmerzen verschwanden ganz. Im darauffolgenden Sommer bekam die Patientin wieder leichte Beschwerden, die von den diversen Gräsern und Pollen herrührten; sie verliefen aber bereits relativ schwächer als in Vorjahren. Angesichts der bereits recht fortgeschrittenen komplexen Situation, der aus vielen, schon länger bestehenden Symptomen bestehenden Krankheit, gab sich der Arzt mit einer deutlichen Besserung zufrieden. Er begnügte sich endlich mit einer geschlossenen und abgeheilten Beinwunde und dem Verschwinden des Rheumas, während die Hautkrankheiten zu 80 Prozent besser geworden waren.

Sie werden als aufmerksamer Leser festgestellt haben, daß ich absichtlich hier darauf verzichtet habe, konkrete

Therapien im einzelnen aufzuführen. Tatsächlich könnte man eine Skala der Vorgehensweise erstellen, die für Phase IV folgendermaßen aussehen mag:

- Schulmedizinische Maßnahmen, sofern eine lebensgefährliche akute Situation vorliegt
- Erste Umstellung der Ernährung, erste Entgiftungsmaßnahmen, zugeschnitten speziell auf den vorliegenden Fall
- Konkrete Attacke des Problems mit speziell angezeigten Therapien (Darmbakterien-Umstellung, homöopathische Mittel usw.)
- Weitere Umstellung der Ernährung, weitere systematisch durchgeführte Entgiftung sowie Techniken der Phasen III, II und I
- Betrachtung des zugrunde liegenden psychischen Problems (vgl. Seite 161 ff.).

Eine solche Skala ist jedoch meines Erachtens nicht unproblematisch, weil jeder Patient in dieser Phase höchst individuell behandelt werden muß. Diese Forderung trifft natürlich auch für die anderen Phasen zu, ist aber für die Phasen IV, V und VI noch weitaus ernster zu nehmen, weil manchmal Lebensgefahr vorliegt. Außerdem können in dieser Phase Rückschläge eintreten, die eine Unterbrechung des grundlegenden Programms und das Einfügen anderer Schritte erforderlich machen. Es sind in dieser Phase also zu viele Unbekannte in der Gleichung. Deshalb wurden hier zunächst konkrete Fälle vorgestellt, so daß sich der Leser ein Bild machen kann, das möglichst nahe an der Realität liegt. Im übrigen ist Heilung auch hier durchaus noch möglich, echte Heilung, wenn sich die Therapie auch weitaus schwieriger gestaltet.

Betrachten wir nun die Phase V. Vorausgeschickt sei, daß wir von einem fließenden Übergang sprechen müssen, wenn wir die einzelnen Phasen gegeneinander abgrenzen. In die Phase V gehören die schweren Krankheiten wie zum Beispiel die sogenannten Autoaggressions-Krankheiten. Hier greift der Körper sich selbst an, die Abwehr ist also vollständig gestört. „Unheilbar" ist normalerweise der Kommentar, den man seitens der Schulmedizin in solchen Fällen hört. Der Bogen der Krankheitsbilder in dieser Phase spannt sich von lebensgefährlichen Zuständen bis zu völliger Symptomlosigkeit.

Nehmen wir als Beispiel eine ausgeprägte Erkrankung mit dem Namen *Lupus erythematodes*. Ihre Symptome sind Fieberschübe, Gelenkschmerzen, Gewichtsabnahme, Hautausschläge und stark erhöhte Blutsenkung. Die Krankheit spielt sich in allen möglichen Organen – auch der Haut – ab, weil das Bindegewebe und das Gefäßsystem beteiligt sind. So kann z.B. auch ein Nieren- oder Herzschaden gegeben sein.

Betrachten wir auch dazu zunächst einen konkreten Fall, eine Frau im Alter von 37 Jahren, die an *Lupus erythematodes* erkrankt war. Frühere Ärzte hatten sie regelrecht entmutigt. Kontinuierlich nahm sie schwere und schwerste Medikamente ein. Der behandelnde (Naturheilkunde-)Arzt setzte zunächst alle Medikamente ab – nicht plötzlich, aber relativ schnell. Zugleich verordnete er ihr eine Diät, welche ausnahmslos aus Rohkost bestand. Verschiedene homöopathische Mittel, die er austestete, und bestimmte Vitamine komplettierten das Paket. Darüber hinaus bekam sie einige abwehrformende Spritzen. Sie besuchte den Naturheilarzt in der Folge regelmäßig, wobei nur einige wenige unwesentliche Veränderungen an den Therapiemaßnahmen vorgenommen wurden. Tatsächlich besserte sich ihr Zustand nach relativ kurzer Zeit.

An dieser Stelle ist eine Zwischenbemerkung notwendig: Es birgt einige Gefahren in sich, Medikamente einfach abzusetzen. In diesem konkreten Fall war es ein richtiger Schritt, weil die Frau trotz allem noch relativ widerstandsfähig war, auch was ihr seelisches Befinden betraf. Der behandelnde Arzt muß jedoch immer den Einzelfall individuell beurteilen.

Aber fahren wir mit der Krankheitsgeschichte fort: Nach ungefähr zwei Jahren fühlte sich die Frau vollständig gesund. Die Krankheit schlummerte indes noch, wie der Arzt wußte. Später trat richtig auch noch ein Anfall in Form von Fieber, Hautausschlag, Gelenkbeschwerden und starkem Krankheitsgefühl auf. Mit einer kurzfristigen Gabe von Kortison (im akuten Fall ist das notwendig, auf die Dauer jedoch muß unbedingt eine bessere Lösung gefunden werden!) über vier Tage hinweg wurde dieser Anfall abgefangen. Mehr war nicht nötig, obwohl die Patientin zuvor – fast möchte ich sagen kiloweise – schwerste Medikamente geschluckt hatte.

Es sei damit zum Ausdruck gebracht, daß man selbst eine Erkrankung in Phase V auf eine entscheidende Art unterlaufen kann, so daß ihr Erscheinungsbild und die auftretenden Beschwerden sich auf einen Bruchteil des vorherigen Zustandes reduzieren lassen. Dennoch bin ich mir bewußt, daß solche Krankheiten sehr schwer auszuheilen sind. Aber der Patient ist dankbar für jede Besserung, besonders wenn sie so gravierend war wie in dem beschriebenen Fall. Die nächsten Jahre bei dieser Patientin verliefen ruhiger. Sie befand sich ständig unter Aufsicht eines kundigen Arztes, so daß eine stetige Kontrolle gegeben war. Schwierigkeiten traten von Fall zu Fall wieder auf, allerdings ungleich schwächer, und sie konnten mit relativ wenig Aufwand sofort abgefangen werden.

Prinzipiell gilt, daß man auch in Phase V deutliche Besserungen erzielen kann. Man muß nur die Krankheit gewissermaßen unterlaufen und die richtigen Aktionen aneinanderreihen. Natürlich sind die einzelnen Schritte wieder individuell verschieden und müssen auf den speziellen Fall zugeschnitten sein. Man kann keine Therapie verordnen, die sehr persönliche Unwägbarkeiten außer acht läßt. Und dies ist ein Vorteil! Denn in der Schulmedizin versucht man im Gegensatz dazu, alle Patienten über einen Kamm zu scheren und eine allgemeingültige Behandlungsmethode zu entwikkeln. Natürlich scheitert man damit oft einfach deshalb, weil jede Krankheit oberflächlich betrachtet der anderen sehr ähnlich sieht, bei jedem Patienten aber andere Ursachen und Verlaufsformen hat. Außerdem gibt es zahlreiche Variationen, was ein individuelles Vorgehen nötig macht.

Betrachten wir ein weiteres Beispiel – den Fall eines 60jährigen Patienten, der an Sklerodermie erkrankt war. Bei der Sklerodermie handelt es sich ebenfalls um eine autoaggressive Krankheit. Die Haut verhärtet sich hierbei, d.h. die Haut und oft auch die Muskeln und das darunterliegende Gewebe werden glatt, wachsartig, faltenlos, gespannt und verhärtet. Wenn sich die Krankheit im Gesicht abspielt, entsteht ein sogenanntes Maskengesicht, die Gesichtszüge des Patienten erstarren gewissermaßen. Bei dem genannten Patienten nahm diese Krankheit jedoch ihren Anfang an den Beinen und ging dann auf immer neue Teile des Organismus über. Die Haut wurde narbig, dicklich, unverschiebbar, hart und etwas gerötet. Später färbte sie sich weißlich und sah aus wie vernarbt. Nachdem beide Beine befallen und die unteren Gelenke schon leicht in ihrer Beweglichkeit eingeschränkt waren, suchte der ältere Herr einen Arzt auf, der in der vorgestellten Phasen-Philosophie dachte. Es stellte sich heraus – wie nicht anders zu erwarten –, daß die bisherige Lebensführung des Patienten vom gesundheitlichen Standpunkt aus katastrophal gewesen war. Außerdem waren die Darmbakterien mutiert und mit Pilzen durchsetzt.

Nach etwa vierzehntägiger Behandlung fand zumindest die Verschlechterung zunächst ein Ende. Der Patient hatte seine Ernährung deutlich umgestellt, seine Frau kümmerte sich ebenfalls darum. Die ganze Kur tat ihm sichtlich gut, sein Blutdruck verbesserte sich ebenso wie sein Allgemeinbefinden. Und vor allem traten keine neuen Probleme auf. Die alten Stellen vernarbten mit der Zeit, hieran war nichts zu ändern. In der Folge unterzog er sich einmal im Jahr einer kurzen Injektionskur, um die Abwehr in Schuß zu halten.

Das Ziel bestand darin, zu vermeiden, daß das körpereigene Material angegriffen und der Degenerationsprozeß fortgesetzt wurden. Der Patient lebt noch heute, er ist nicht geheilt, aber in einem ungleich besseren Zustand. Die Krankheit hat aufgehört aktiv zu sein.

Betrachten wir als letztes Beispiel einen Fall mit der Krankheit *Erythema nodosum*. Sie ist gekennzeichnet durch knotige rote bis bläuliche Verdickungen, die sehr schmerzhaft sind, und tritt häufig nach der Einnahme von Medikamenten bzw. bei Vergiftungen auf. Wenn diese Gifte ausgeschaltet werden, verschwinden die Hautsymptome oft ohne weitere Behandlung. Gewöhnlich ist *Erythema nodosum* im Rahmen einer bestimmten Lungenerkrankung zu finden. Im angeführten Beispiel wurde bei dem Patienten zunächst eine Röntgenuntersuchung der Lunge in die Wege geleitet; man entdeckte auf diese Art die verdächtige Veränderung der Lunge.

Da der Patient noch jung war und die Krankheit nicht weit fortgeschritten, wandte der Arzt in diesem Fall die Methoden der Entzündungsphase an: Homöopathische Eigenblutinjektionen, Tropfen, Lichtbestrahlungen und anderes mehr wurde angeordnet, um die Abwehr zu systematisieren und zu aktivieren. Man könnte von einer einfachen Regulationsbehandlung sprechen. Eine Kontrolle nach drei Monaten ergab kein Fortschreiten der Krankheit. Ein Jahr später stritten sich die Experten bereits, ob noch Symptome zu sehen seien oder nicht: Die Hauterscheinungen waren verschwunden.

Allerdings ist dieses Beispiel mit Vorsicht zu genießen und zur Nachahmung *nicht* ohne weiteres geeignet. Man kann schnell, zu schnell auch eine falsche Richtung einschlagen. Immer muß der individuelle Fall gesehen werden. Aber das Beispiel soll auch zeigen, daß man bei allen medizintheoretischen Betrachtungen flexibel bleiben muß. Als Richtlinie könnte man formulieren, daß Patienten oft zu speziell sind, als daß man sie in ein Schema pressen bzw. das Schema über den Patienten stellen dürfte.

In Phase VI schließlich begegnen wir dem Krebs. Hierzu zunächst soviel: Der Krebs ist nicht irgendeine andere Krankheit. Sein Auftauchen zeigt an, daß der Organismus im Endstadium der Gesund-krank-Skala angelangt ist. Tatsächlich erzeugt bereits das Wort „Krebs“ allein Angst, ja Lebensangst, weil viele, allzu viele Menschen dieser Krankheit zum Opfer gefallen sind. Eine revolutionäre Therapie ist nicht in Sicht.

Die genauen Ursachen für Krebs sind bis heute unbekannt, bei der Krankheit geschieht jedoch folgendes: Eine Kolonie von Zellen hört auf, ihre bisherige Funktion auszuüben. Sie verändern ihr Aussehen, beginnen hemmungslos zu wachsen, dringen dabei in Nachbargewebe ein und zerstören dieses. Über die Lymph- und Blutbahnen gelangen Krebszellen auch in weiter entfernte Körpergewebe und bilden hier Metastasen (Tochtergeschwülste). Diese Metastasen treten schließlich überall auf, auch fernab ihres Ursprungsortes, welcher der eigentliche Krebstumor ist.

Beim Krebs handelt es sich wie gesagt um den Endzustand einer Abwärtsentwicklung. Die Degeneration ist weit fortgeschritten, das Gewebe ist so geschädigt, daß es völlig außer Kontrolle geraten ist. Ich gebrauche den Ausdruck „Kontrolle“ mit Bedacht: Der gesunde Mensch hat normalerweise sein Leben, seinen Beruf, seine Familie und auch seinen Körper gut „unter Kontrolle“. Kontrolle ist also ein Ausdruck, der in diesem Zusammenhang positiv verstanden werden sollte. Beim Krebs hingegen existiert keine Kontrolle mehr. Am Ende der „Vergiftungsskala“ hat die Toxineinwirkung auf die Zelle bereits bedeutende Schäden verursacht. Man muß jedoch hinzufügen, daß nicht jede Krebserkrankung auf diese Art und Weise abläuft, nicht jedem Krebs der Vergiftungsmechanismus zugrunde liegt. Es ist die Aufgabe des Arztes herauszufinden und zu diagnostizieren, inwieweit dieses Prinzip im Einzelfall zutrifft.

An der Haut treten zwei Krebsarten auf: der Hautkrebs und das maligne Melanom. Der Hautkrebs bildet im Gegensatz zu fast allen anderen Krebsarten keine Metastasen in anderen Organen und ist deshalb relativ ungefährlich. Sie brauchen vor Hautkrebs keine besondere Angst zu haben, denn es bestehen sehr gute Heilungschancen. Wesentlicher Grund hierfür sind die bei dieser Krebsart gegebenen Früherkennungsmöglichkeiten, da das Karzinom mit bloßem Auge sichtbar ist. Dieser Vorteil erlaubt eine frühzeitige und damit voll wirksame Behandlung.

Beim Melanom hingegen verhält es sich genau umgekehrt: Bei noch unauffälligem Erscheinungsbild – relativ unscheinbare Hautknötchen, die nicht einmal blau gefärbt sein müssen – können bereits Tochtergeschwülste in anderen Organen vorhanden sein. Da das Melanom von pigmentbildenden Zellen ausgeht, stellt sich die Frage, ob die Zunahme dieser bösartigen Krankheit mit dem wachsenden Sonnenkult in den letzten Jahren zusammenhängt. Leider beschränken sich die Wissenschaftler hier noch auf Diskussionen, es existieren keine klaren Beweise. Fest steht nur, daß die Krebshäufigkeit durch zuviel Sonneneinwirkung zunimmt.

Bösartige Tumoren an der Haut sollten in der Regel möglichst schnell operativ entfernt werden. Eine Operation ist vor allem dann angezeigt, wenn der Krebs klein ist. Bagatellisieren Sie Krebs nie, nur weil er nicht schmerzt oder es unangenehm ist, zum Arzt zu gehen. Wenn der banale Hautkrebs eine bestimmte Größe erreicht hat, dann kann man ihn aus technischen Gründen nicht mehr richtig operieren, speziell im Gesicht!

Man darf sich auch nicht zwanghaft „alternativ“ verhalten und selbst beim Krebs die Operation ablehnen. Allerdings sollte jeder Eingriff in einen wohldurchdachten Plan eingebettet sein, der auch postoperative Maßnahmen beinhaltet. Meist ist außerdem eine Vorbehandlung angezeigt, weil der herabgesetzte Abwehrzustand allein ein Risiko darstellt und der Gesamtorganismus selten in guter Verfassung ist. Der Krebs ist nur eine Erscheinung, die das Ergebnis einer langen Abwärtsentwicklung darstellt.

Betrachten wir wieder ein Beispiel: Bei einem Patienten entwickelten sich im Abstand von ein bis zwei Jahren im Gesicht und an anderen Körperstellen immer wieder kleine Hautkrebse, die sich komplikationslos herausoperieren ließen. Als der Arzt indes begann, die Phänomene von einer anderen Seite zu betrachten, und eine entsprechende Behandlung unternahm, um die offensichtliche Neigung zu diesen Erscheinungen zu korrigieren, wurde eine echte Änderung in die Wege geleitet. Noch einige Male mußten bösartige Wucherungen entfernt werden, aber ab einem gewissen Zeitpunkt bildete sich kein neuer Krebs mehr – und das jetzt seit ungefähr acht Jahren.

Man kann daraus zweierlei ersehen: Zur Entfernung des Krebses muß auch eine Allgemeinbehandlung durchgeführt werden, um die Entstehung, die Ursache zu bekämpfen. Auch gegen Krebs kann man etwas unternehmen. Natürlich handelt es sich wieder um eine individuelle Angelegenheit, d.h. jeder Fall liegt gewöhnlich ein bißchen anders.

Bei Krebs befürworte ich also eine rechtzeitige Operation. Die Bekämpfung dieser Krankheit ist ein langwieriges Unterfangen. Bedenken Sie indes, daß man auf Dauer damit kämpfen muß, wenn der Krebs nicht operiert wird. Selbst wenn man ihm mit einer gekonnten Allgemeinbehandlung den Boden entzieht, so bildet sich zwar wahrscheinlich kein neuer Tumor, aber der alte ist dennoch vorhanden und wuchert weiter. Auch wenn es gelingt, ihn erfolgreich zu bekämpfen und einzudämmen, so wohnt ihm doch ein steter Drang inne zu wachsen, was eine ununterbrochene Behandlung erfordert. Die Anzahl der Krebse, die man ohne chirurgischen Eingriff gänzlich zum Verschwinden bringen kann, ist klein, und die Mühe allein, die man im Falle einer Nichtoperation aufwenden müßte, läßt es angezeigt sein, schnell und effektiv zu entfernen.

In diesem Zusammenhang möchte ich noch einen Rat hinsichtlich der Behandlung von Muttermalen geben. Muttermale (*Naevus*) in ihren verschiedenen Ausformungen sind relativ gefährlich, weil sie mitunter bösartig, also zum Melanom werden können. Wenn das geschieht, kann es bereits zu spät sein. Deshalb sollte man diese schwer einzuschätzenden Begleiter genau beobachten und im Zweifelsfall entfernen lassen. Als Faustregel gilt: je dunkler, desto problematischer. Eine operative Entfernung geht schnell und unkompliziert vonstatten und ist ohne Narkose möglich.

All dies entledigt den Arzt und den Patienten allerdings nicht der Aufgabe, bei jedem Krebs eine Grundsatz- und Allgemeinbehandlung durchzuführen.

Alles über Allergien

Der Pessimismus ist eine Art geistiger Trunksucht; er verschmäht gesunde Nahrung, frönt dem Genuß des Haderns und Anklagens und bringt sich künstlich in einen Zustand der Niedergeschlagenheit, der ihn nach stärkeren Mitteln greifen läßt.

Rabindranath Tagore
ind. Dichter und Weisheitslehrer, 1861 – 1941

Sie haben bemerkt, daß ich absichtlich darauf verzichtet habe, die Allergie einer der sechs Phasen zuzuordnen. Tatsächlich kann sie in verschiedenen Phasen angesiedelt sein (Phase III und IV z.B.). Ich möchte jedoch der Allergie eine Sonderstellung einräumen und ihr ein eigenes Kapitel widmen, weil sie ein wenig komplizierter ist als andere Hautkrankheiten.

Die allergischen Krankheiten, die sogenannten Idiosynkrasien, wurden seit dem 16. Jahrhundert von den Klinikern beobachtet, wobei man dem Asthma besondere Aufmerksamkeit widmete. Dem 20. Jahrhundert blieb es vorbehalten, die Zusammenhänge und die zugrunde liegenden Mechanismen zu erkennen. Bahnbrechende Fortschritte erzielten beispielsweise Charles Richet (1903) und Theobald Smith (1902). Der Ausdruck Allergie wurde 1903 von Clemens von Pirquet geprägt.

Der Name Allergie ist ein Sammelbegriff für Krankheitsbilder, bei denen der Organismus übermäßig auf körperfremde Substanzen reagiert. Das Eindringen dieser Allergene in den empfindlichen Körper löst Veränderungen an Haut und Schleimhäuten aus. Grundsätzlich besitzt der Körper mit seinem Abwehr-, bzw. Immunsystem verschiedene Möglichkeiten, bei schädlichen Einwirkungen zu reagieren:

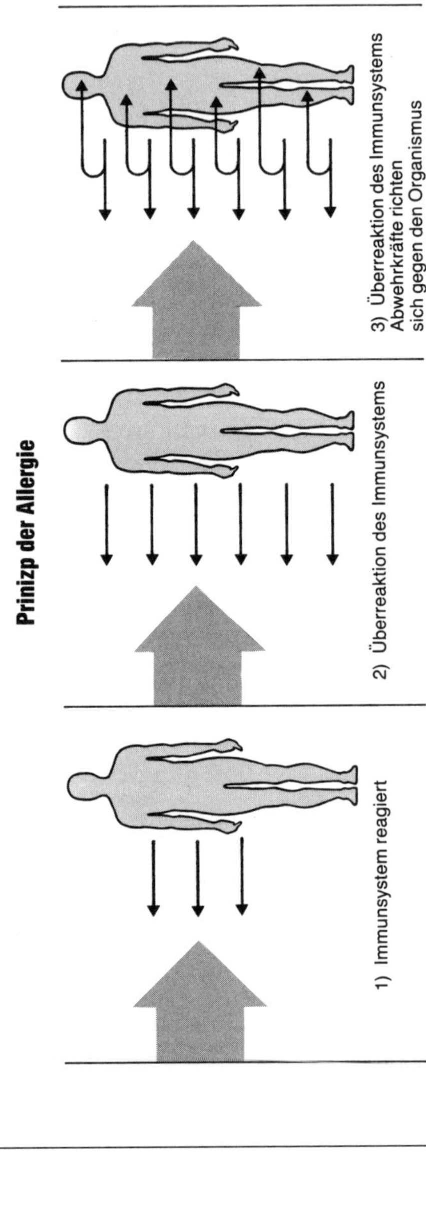
Prinizp der Allergie
1) Immunsystem reagiert
2) Überreaktion des Immunsystems
3) Überreaktion des Immunsystems
Abwehrkräfte richten
sich gegen den Organismus

Zunächst kann er Angreifer unschädlich machen, wofür ihm Immunzellen, die zum Abwehrsystem des Körpers gehören, und Antikörper, die im Blut erst als Reaktion auf Krankheitserreger gebildet werden, zur Verfügung stehen. Wenn diese nicht ausreichen, so setzt der Körper mehr und mehr Abwehrmaßnahmen ein. Diese Reaktion kann so weit außer Kontrolle geraten, daß auf einmal *alles* zurückgeschlagen wird, was dem Körper in die Quere kommt – ohne Rücksicht auf Verluste.

Im Laufe dieser Überreaktion von seiten des Immunsystems verwechselt der Organismus die Feinde schließlich häufig mit körpereigenen Substanzen, er bekämpft sich also selbst (Auto-Immun-Krankheit).

Diesen Vorgang der Überreaktion bezeichnet man als allergische Reaktion. Bei der Allergie handelt es sich also um eine Verirrung der körperlichen Abwehr – von möglichen psychosomatischen Komponenten abgesehen, die wir später betrachten werden (S. 161 ff.).

Wiederholen wir noch einmal das Prinzip, denn es ist wichtig, daß man es versteht: Der Organismus führt zunächst ein normales Dasein. Plötzlich taucht ein „Feind“ auf, gegen den er einen Abwehrversuch unternimmt. Wenn dieser fehlschlägt, unternimmt er einen zweiten Versuch – mit doppelter Anstrengung. Jedoch noch immer zeigt sich keine Wirkung. Also werden in der Folge alle verfügbaren Truppen aufgeboten. Und all dies wegen des kleinen Häufleins von „Feinden“, das sich in der siebenundzwanzigsten Windung der zweiunddreißigsten Dünndarmschlinge versteckt hat...

Die Abwehr verwechselt in der Folge Freund und Feind. Im Grunde gibt es drei Möglichkeiten des Körpers, zu reagieren:

- Der richtige Feind wird mit zuviel Kraft attackiert.
- Ein nicht vorhandener Feind wird mit zuviel Kraft attakkiert.

- Durch die wiederholt erfolglose Abwehr eines Feindes (eingebildet oder nicht) entwickelt sich eine Sensibilität gegen das körpereigene Material.

Wenn unserem Körper also von bestimmten Substanzen zuviel zugeführt worden ist, tritt eine allergische Reaktion auf. Um die schier unzählig vielen verschiedenen allergischen Reaktionen ranken sich zahlreiche medizinische Bezeichnungen. Das Prinzip jedoch ist grundlegend gleich.

Schauen wir uns aus diesem Grunde nur einige Allergien etwas näher an. Wir können feststellen, daß es Allergien gibt, bei denen die Reaktion direkt, manchmal innerhalb weniger Minuten nach Kontakt mit dem sogenannten Allergen auftritt. Diese Sofortreaktionen lassen sich zum Beispiel bei Heuschnupfen und allergischem Asthma beobachten. So vermag ein Kontakt mit der allergieauslösenden Substanz innerhalb kürzester Zeit einen Asthmaanfall hervorzurufen. Bei dieser Allergieform, die (vornehmlich) die Schleimhäute betrifft, sind zu viele Antikörper vorhanden. Auslöser sind z.B. Pollen. Das bedeutet, daß diese Form der Allergie regelmäßig während der Pollenflugzeit von Frühjahr bis Spätherbst auftreten kann. Die unterschiedlichsten Pollen vermögen eine Allergie auszulösen. Eine allergische Schleimhautreaktion kann jedoch auch andere Ursachen haben, z.B. Hausstaub, Bettfedern oder Tierhaare.

Zu den Allergien des Soforttyps zählt auch der anaphylaktische Schock, der z.B. durch die wiederholte Injektion von Penicillin hervorgerufen werden kann. (Die Anaphylaxie ist eine Allergie, die gegen wiederholt eingespritztes artfremdes Eiweiß auftreten kann.) Die Reaktion löst eine starke Gefäßerweiterung aus; in der Folge sinkt der Blutdruck dramatisch ab. Nicht selten kommt es zu tödlichem Kreislaufversagen.

Eine andere lebensbedrohliche Reaktion kann aufgrund von wiederholten Bienen- oder Wespenstichen einsetzen. Beim ersten Mal wird die Allergie in Gang gesetzt; aber erst beim zweiten Stich (was Jahre später geschehen kann) kommt sie zum Ausbruch.

Bei einem gänzlich anderen Typ von Allergie erfolgt die Reaktion auf der Haut sehr viel später nach dem Kontakt mit dem Allergen. Die Suche nach der auslösenden Substanz bei Personen, die an einer solchen Allergie leiden, gestaltet sich entsprechend sehr viel schwieriger. Oft vergehen Stunden oder Tage, bis eine Reaktion auftritt. Zum Allergie-Spättyp zählen allergische Kontaktekzeme. So findet man in der Praxis Metallallergien, die durch Brillengestelle oder Schmuck hervorgerufen werden. Kosmetika und Hautpflegemittel mögen bei dafür empfindlichen Personen ebenfalls Allergien erzeugen.

Wie sehen die Erfolge im Fachbereich der Allergologie aus? Bedingung zur Behandlung ist, daß die Substanz, die allergische Reaktionen hervorruft, auch gefunden wird. Normalerweise wird zu diesem Zweck ein sogenannter Epikutantest (Läppchenprobe) unternommen. Dabei wird gezielt eine allergische Hautreaktion mit der vermutlich auslösenden (sensibilisierenden) Substanz provoziert. Die in Frage kommenden Substanzen befinden sich auf Pflastern, die auf dem Oberarm oder auch am Rücken angebracht werden. Nach einer bestimmten Frist läßt sich dann erkennen, welcher der Stoffe eine Überreaktion auf der Haut hervorruft. Nach Feststellung der allergenen Substanzen werden diese in einem Allergiepaß verzeichnet.

Oft entstehen Kontaktallergien auch durch berufsbedingt verwendete Chemikalien. So kann bei Malern eine Allergie aufgrund der Berührung mit Terpentin, bei Friseuren durch die Arbeit mit Präparaten für Dauerwellen hervorgerufen werden. Oft hilft hier nur ein Berufswechsel. Besonders betroffen sind Friseure, Chemie-und Metallarbeiter, Berufe im Bereich Nahrung/Gaststätten, Druckereiberufe, Heil- und Pflegeberufe, Arbeiter in der Zementverarbeitung, Maler und Lackierer, Landwirte und Gärtner.

Die Behandlung insbesondere von Kontaktallergien erfolgt in der Schulmedizin in der Regel durch lokal angewandte Salben. Je nach Zusammensetzung lindern sie den teils starken Juckreiz an den betroffenen Hautstellen. Kortikosteroide (in der Nebennierenrinde gebildete Hormone) werden ebenfalls zur Linderung der Beschwerden eingesetzt. Ein Verfahren zur Desensibilisierung (Herabsetzen der Überempfindlichkeit) von Kontaktallergien wurde bis heute in der Schulmedizin noch nicht erforscht, wohingegen bei allergischer Augenbindehautentzündung und Heuschnupfen eine erfolgreiche Desensibilisierung bereits erreicht werden kann.

Das gleiche gilt für Nesselausschläge, welche ebenfalls eine allergische Reaktion darstellen. Sie entstehen durch Kälte, Wärme, Schweiß und Licht; ferner können sie in Erscheinung treten durch scheuernde Kleidung, aber auch durch mechanische Einwirkung wie Schlag, Stoß oder Druck. Die Behandlung besteht bei Nesselausschlägen darin, die Antikörper, welche die Allergie verursachten, mit spezifischen Testmethoden nachzuweisen und eine Desensibilisierung einzuleiten.

Im übrigen können Allergien hervorgerufen werden durch:

- Direkte Reizung der Haut von außen: Sobald die betreffende Person mit der allergieauslösenden Substanz in Hautkontakt kommt, wird eine entsprechende Reaktion eingeleitet
- Indirekte Auslöser über den Darm und die Blutbahn: Hier entsteht ebenfalls eine Hautreaktion, jedoch nicht durch direkten Hautkontakt, sondern von innen heraus – beispielsweise durch ein Nahrungsmittel.

Die Symptome sind identisch: Hautreizungen, Rötungen und Schwellungen, verbunden mit einem äußerst lästigen, unangenehmen Juckreiz. Wenn das Jucken unerträglich wird, beginnt der Patient zu kratzen. Dadurch entsteht jedoch meist eine noch stärkere Reizung, die Schwellung nimmt zu – und damit auch der Juckreiz. Ein Teufelskreis, der sich über mehrere Stadien hinzieht!

- *Akutes Stadium*: Hier ist die Haut rot, entzündet, feucht und geschwollen. Sie juckt und schmerzt. Oftmals bilden sich Bläschen, die manchmal aufplatzen und Nässe oder ein Sekret absondern.
- *Subakutes Stadium*: Schwellung und Feuchtigkeit gehen schließlich ein wenig zurück; es kann zur Krustenbildung kommen. Rötung, auch Abschuppen und der Juckreiz sind aber nach wie vor vorhanden, nur weniger unangenehm. Kratzen kann zu einer Infektion und Vereiterung der entzündeten Stellen führen. Die Fähigkeit der Haut, den Säure- und Fettmantel zu reparieren, ist gemindert.
- *Chronisches Stadium*: Der Juckreiz besteht weiterhin. Durch Kratzen verdickt sich die Haut leicht, wodurch es zur Flechtenbildung kommt. Diese Verdickung ist als eine Abwehr des Körpers zu werten, der verhindern will, daß die Haut durch weiteres Kratzen beschädigt wird. In diesem Stadium ist die Hornschicht bereits beschädigt und die Haut daher schutzlos.

Was kann man nun gegen Allergien unternehmen? Kann man sie ausheilen oder zumindest weitgehend unter Kontrolle bringen?

Hierzu zunächst eine Information, die Sie überraschen mag: Selbst „typische“ Allergien sind sehr häufig zu ca. 80 Prozent keine echten Allergien. Viele Substanzen, die von außen oder innen mit der Haut in Berührung kommen, sind einfach nur giftig genug, um allergieähnliche Zustände auszulösen. Tatsächlich wird etwa die Hälfte aller vermeintlichen Allergien durch Arzneimittel und Kosmetika ausgelöst. Umweltgifte und überhaupt die chemische Industrie tun ein übriges dazu. Mehr als die Hälfte aller Allergien gegen Arzneimittel wiederum sind auf Antibiotika und Chemotherapeutika zurückzuführen. Ein weiteres Viertel wird durch Schmerz- und Grippemittel verursacht. Der Rest verteilt sich auf verschiedene Medikamentengruppen.

Oft ist eine kriminalistische Detektivarbeit vonnöten, bis man das Allergen entdeckt. Seifen, Haarwässer, Shampoos, Hautsprays, Haarfärbepräparate und Desodorantien sollten zuerst ins Blickfeld rücken und mißtrauisch betrachtet werden. Heute wird auf den Beipackzetteln der Markenkosmetika der neueren Generation oft genug angegeben, was in den Schönheitsmitteln enthalten ist, so daß allergieauslösende Substanzen leichter gefunden bzw. gemieden werden können.

Im übrigen gibt es abenteuerliche Berichte über die Suche nach Allergenen. In einem Fall wurde zehn Jahre lang vergeblich gefahndet, bis der Betroffene schließlich die Köchin wechselte und sich herausstellte, daß die alte Köchin eine bestimmte Suppenwürze benutzt hatte, gegen die der Patient empfindlich war. Bekannt sind auch Allergien auf Metallknöpfe, Gürtelspangen oder sogar (bei Polizisten) auf die Pistole im Halfter.

Überschätzt werden im allgemeinen hingegen die Allergietests. Speziell bei Hauterscheinungen, die durch Arzneimittel und kosmetische Präparate bedingt sind, lassen diese häufig zu wünschen übrig.

Als echte Allergien würde ich hingegen z.B. Heuschnupfen, allergisches Asthma oder auch Penicillin-Allergien bezeichnen. Diese stellen indes nur einen geringen Teil (ca. 20 Prozent) der als Allergien charakterisierten Krankheitsbilder dar. Die große Mehrheit hat mehr mit Vergiftung zu tun. „Vergiftungen mit allergieähnlichen Folgeerscheinungen" wäre eine treffendere Diagnose. Hier liegt im übrigen der Grund, warum keine nachhaltigen Erfolge bei der Allergiebehandlung erzielt werden können. Natürlich wird eine Krankheit, die keine Allergie, d.h. keine echte Allergie ist, nicht durch eine Allergiebehandlung verschwinden.

Was vermag man nun jedoch gegen die verbleibenden 20 Prozent der Allergien zu unternehmen?

In der Schulmedizin verwendet man u.a. die Methode der Hyposensibilisierung (auch Desensibilisierung genannt). Sie hat ihren Ursprung in der Homöopathie. Das Prinzip dieser Methode beruht darauf, daß das krankmachende Allergen stark verdünnt wird, um es dem Patienten in der Folge in steigender Dosierung zu spritzen.

Angriffsfläche dieser Behandlung ist also nicht das Symptom, sondern die Ursache, die übersteigerte Immunreaktion des Körpers. Durch Verabreichung der Gifte in steigender Dosierung wird der Patient dagegen unempfindlich, vergleichbar dem Prinzip der Impfung. So behandelt, geht die Überreaktion des Körpers oft auf ein normales Maß zurück.

Diese Therapie ist angezeigt, wenn die Beschwerden erheblich sind und der Patient das Allergen nicht meiden kann, z.B. bei der Pollenallergie. Die Behandlung ist langwierig und kann sich manchmal bis zu drei Jahre hinziehen. In dieser Zeit erhält der Patient anfangs etwa alle ein bis zwei Wochen eine Injektion, nach Erreichen der Höchstdosis, die individuell unterschiedlich ist, nur noch alle vier Wochen. Die Erfolgsquote dieser Methode liegt bei Pollen- und Hausstauballergien bei etwa 80 Prozent. Es bleibt festzuhalten, daß die Entscheidung zu solch einer Therapie individuell beim Arzt und beim Patienten liegt. Je mehr Substanzen der Patient allerdings mit einer allergischen Reaktion begegnet, desto weniger erfolgversprechend wird diese Behandlung sein. In diesem Fall gibt es Alternativen, auf die ich später zu sprechen komme. Schauen wir uns zunächst einige weitere konkrete Diagnose- und Therapiemöglichkeiten an.

Die Erfahrung lehrt, daß häufig Nahrungsmittel die Ursache von Allergien darstellen. Kinder beispielsweise leiden vielfach an einer Eiweißallergie. Sie können z.B. Kuhmilch nicht vertragen. Oft ist es die Milch, die Kuhmilch, die die später folgenden Verirrungen der Abwehr (im Sinne einer

Allergie) verursacht. Dieser Umstand ist meist nicht mittels Blut- oder Hauttests nachzuweisen.

Die genaue Vorgehensweise beim Herausfinden eines spezifischen (Nahrungs-)Allergens besteht darin, erst einmal für etwa drei bis vier Tage nur Reis zu essen und alles andere wegzulassen; anschließend darf man Blattsalate hinzufügen, ebenfalls für ca. drei Tage; danach setzt man zusätzlich Gemüse oder Kartoffeln auf den Speiseplan usw. Diese Vorgehensweise behält man solange bei, bis man auf ein Nahrungsmittel stößt, welches eine Reaktion hervorruft. Damit ist das Allergen gefunden. Dies könnte Milch, Weizen, Fleisch – oder was auch immer sein. Erfahrungsgemäß ist es vorteilhaft, mit allergenarmen Nahrungsmitteln wie Reis, Dinkel, Gerste, Kartoffeln, Spargel, jungen Erbsen und Bohnen, Haferflocken sowie an Getränken Tee und Mineralwasser zu starten. Ein solches Vorgehen sollte jedoch mit dem behandelnden Arzt besprochen werden.

Ist das Allergen gefunden, verzichtet man einfach auf Lebensmittel, in denen es enthalten ist. Oft verschwindet eine Allergie allein durch diese Maßnahme, ja nach einer gewissen Zeit können einige Patienten das zuvor krankmachende Nahrungsmittel wieder zu sich nehmen. Die überschießende Reaktion hat sich inzwischen beruhigt und auf ein normales Maß zurückentwickelt. Das ist jedoch nicht die Regel.

Die Ursache einer Allergie kann z.B. auch im Darm verborgen sein, wenn die Darmflora krankhaft verändert ist und die dort angesiedelten Bakterien giftige Zersetzungsprodukte abgeben. Dadurch kommt wieder das Prinzip der Vergiftung zum Tragen. Der Darm ist also auf jeden Fall auf sein Milieu hin zu untersuchen und, falls notwendig, zu korrigieren. In diesem Zusammenhang sind wieder Einläufe angezeigt und die Umstellung der Ernährung auf Vollwertkost.

Während der Behandlung sollte man das Gift, das Allergen also, natürlich meiden. Um Ordnung in den Organismus zu bringen, benötigt man außerdem Ruhe. Der Körper braucht darüber hinaus Zeit, um den Säure- und Fettmantel der Haut wieder aufbauen zu können.

Der Darm ist nebenbei bemerkt der bei weitem häufigste Krankheitsherd, der indes nicht beachtet wird, weil das Problem meist an einer anderen Stelle auftritt. Falsche oder mutierte Darmbakterien können Gifte erzeugen, gegen welche der Organismus in der Folge vorgehen muß. Gelingt ihm dies nicht, weil der Patient den Mißstand nicht beseitigt, oder weil die Medizin diesen Zusammenhängen keinerlei Rechnung trägt, und wartet man, bis schlimmere Symptome auftreten, können allergische Prinzipien in Gang gesetzt werden. In voller Blüte liefern sie dann genügend Stoff für die Behandlung mit „harten“ Medikamenten.

Heute übliche schulmedizinische Behandlungsmethoden (Kortison, allergiehemmende Mittel u.ä.) bewirken nur eine Unterdrückung der Körperreaktion. Im Falle von Kortison wird zusätzlich einfach alles und jedes unterdrückt. Die Anwendung von Kortison würde ich als Arzt nur erlauben, um lebensrettende Maßnahmen einzuleiten. Ansonsten aber sollte man Krankheiten besser ausheilen.

Des weiteren kann jede Art von Erkrankung etwa der Zähne oder der Rachenmandeln eine Allergie auf den Plan rufen, wenn sie zu lange unbehandelt bleibt. Auch hier besteht die Schwierigkeit der Diagnose darin, die tatsächlichen Gründe aufzuspüren und nicht die scheinbaren. Hat man den korrekten Ort des Problems etabliert, muß man hier natürlich auch zuerst ansetzen und z.B. die Mandelentzündung heilen. Dazu gilt es, diese genau zu diagnostizieren und eine entsprechende Therapie einzuleiten.

Zur äußerlichen Behandlung der Haut können u.a. Lichtbestrahlungen mit UVB und C und hellorangefarbenem Licht eingesetzt werden. Dies eignet sich allerdings nicht für jede Allergie. Laser ist eine weitere Therapiemethode mit enormen Erfolgsquoten, weil diese Lichtstrahlen exakt die Wellenlänge besitzen, die notwendig ist, damit Zellen optimal miteinander harmonieren.

Eine weitere Behandlungsmöglichkeit stellt die Nosodentherapie dar. Nosoden sind homöopathische Präparate, die aus menschlichen oder tierischen Stoffwechselprodukten, aus Mikrobenkulturen, aus Viren, Sekreten oder krankhaften Absonderungen der Patienten gewonnen werden. Diese Stoffe, die als mögliche Allergene wirken können, werden abgetötet, keimfrei gemacht und nach homöopathischen Prinzipien verdünnt und potenziert. Nosoden stimulieren die Abwehr des Organismus und bewirken eine Ausleitung von Abfallprodukten geschädigter Zellen, sprich eine Entgiftung. Vor einer Nosodentherapie ist eine Elektroakupunktur-Diagnose angebracht, die sich speziell dafür eignet, das Allergen überhaupt zu finden.

Auch die Eigenblutbehandlung eignet sich in modifizierter Form zur Therapie von Allergien.

Normale Eigenblutspritzen dürfen dabei für gewöhnlich allerdings nicht verabreicht werden. Sie würden – da sie die Abwehr unterstützen – auch die verirrte Abwehr (also die Allergie) verstärken. Die Allergie-Variante der Eigenblutbehandlung sieht – vereinfacht ausgedrückt – folgendermaßen aus: Wir nehmen die Antikörper, also die übermäßig aktiven Abwehrstoffe aus dem Blut, markieren diese und fordern den Organismus dann auf, gegen seine allergische Verirrung vorzugehen. Dies wird durch schrittweises Injizieren (in die Haut) von jenen abgenommenen Blutbestandteilen erreicht. Man nennt diese Therapie „Gegensensibilisierung" (nach Prof. Theurer). Sie wird insbesondere angewandt, wenn jemand auf alles mögliche allergisch reagiert.

Als Faustregel gilt: Leidet ein Patient an einer, zwei oder drei Allergien, dann ist die Desensibilisierung am Platz. Handelt es sich jedoch um mehrere oder gar viele Stoffe, die der Körper abwehrt, dann ist die Gegensensibilisierung die geeignete Maßnahme.

Lassen wir es mit diesen Andeutungen möglicher Behandlungen genug sein. Die einzelnen Therapien mag man in Kombination anwenden oder sukzessive. Der Arzt muß dies entscheiden angesichts des individuellen Falles, den er zuvor gründlich untersucht hat. So viel läßt sich jedoch festhalten: Auch bei Allergien kann man sehr viel unternehmen.

Fassen wir noch einmal zusammen, damit das Thema angesichts der vielen Facetten nicht in Detailinformationen erstickt wird: 80 Prozent der als allergisch eingestuften Reaktionen sind keine Allergien, sondern Vergiftungen. Dieses Statement allein öffnet bereits Tür und Tor zu einer erfolgreichen Behandlung und Heilung der meisten Allergien.

Für die restlichen 20 Prozent gilt, daß die Auslöser oft am falschen Ort gesucht werden. Deswegen kann man auch keine Heilung in die Wege leiten, obwohl es zahlreiche Therapiemöglichkeiten gibt. Die umfangreichen Diagnosemethoden sollten also genutzt werden, um nicht einigen oberflächlichen Indizien sofort eine – dann vielleicht falsche – Therapie zuzuordnen. Der entsprechend ausgebildete Arzt kann indes etwa 60 Prozent der echten Allergien relativ leicht heilen, bzw. verbessern, während sich bei den verbleibenden 40 Prozent die Suche schwieriger gestaltet; aber selbst hier bestehen heute gute Möglichkeiten, dem Problem auf die Spur zu kommen.

Die Aussichten, mit Allergien fertig zu werden, sind also günstig.

Neurodermitis, Pilze, Psoriasis und andere Hauterkrankungen

Töricht ist es, vom Schicksal zu erbitten, was man sich selbst verschaffen kann.

Epikur,
griech. Philosoph, 341 – 270 v. Chr.

Betrachten wir nun einige Phänomene gesondert. Das bedeutet nicht, daß man die folgenden Krankheitsbilder (die in alphabetischer Reihenfolge aufgeführt werden) nicht auch den einzelnen Phasen der Gesund-krank-Skala sehr exakt zuordnen könnte (bis auf die Brandwunden etwa), sondern ich möchte sie aufgrund ihrer Eigenständigkeit speziell herausheben. Die Grundprinzipien bleiben jedoch die gleichen und verändern sich nicht.

Brandwunden

Bei leichteren Verbrühungen oder Verbrennungen sollten Sie die verletzten Körperstellen einige Zeit unter fließendem kaltem Wasser kühlen und anschließend mit einer Brandsalbe versorgen. Wenn sich Blasen oder sogar offene Wunden bilden, wenn eine große Fläche betroffen ist oder beträchtliche Schmerzen auftreten, empfiehlt es sich, ein Krankenhaus aufzusuchen. Bemerkenswerte Erfolge können durch anschließende Laserbehandlung erzielt werden, insbesondere, um häßliche Narben zu verhindern.

Haarausfall

Haarausfall entsteht durch unterschiedliche Ursachen, die jeweils herausgefunden werden müssen, um entsprechend handeln zu können. Die Therapie sollte mit Vitaminen und Mineralien gekoppelt sein; die oftmals durchgeführte Behandlung mit nur einem Vitamin (meist Vitamin A) reicht jedoch selten aus. Vielmehr sollten viele verschiedene Vitamine verabreicht werden, und zwar im Überfluß. Außerdem helfen zusätzliche lokale Anwendungen wie Massagen an der Kopfhaut, Eintupfen mit Ölen (z.B. Orangenöl), um die Durchblutung anzuregen. Auch mit der Lymphdrainage erzielt man ausgezeichnete Ergebnisse.

Der sogenannte männliche Haarausfall ist meistens hormonell bedingt. Ich empfehle jedoch keine Hormonbehandlung. Gesunde Ernährung mit zusätzlicher Multi-Vitamin-Zufuhr, verschiedene Entgiftungsmethoden sowie die oben aufgeführten äußeren Anwendungen helfen auch hier. Da Haarausfall oftmals erblich bedingt ist, läßt sich das Problem nicht immer gänzlich beheben. Durch Methoden der Ganzheitsmedizin kann man immerhin für eine Besserung sorgen bzw. vorbeugen.

Herpes simplex

Bei dieser Erkrankung treten kleine, unscheinbare Bläschen an Lippen und Stellen von Haut und Schleimhäuten auf. Ursache hierfür sind Viren. Diese Bläschen kommen interessanterweise immer nur dann zum Vorschein, wenn im Organismus etwas nicht stimmt, obwohl ihre Erreger auch sonst im Körper vorhanden sind. Sie sind demzufolge Indikatoren für weitere Krankheitszustände im Körper. Man kann im speziellen Fall eine Immuntherapie verordnen.

Herpes zoster (Gürtelrose)

Die Gürtelrose ist ebenfalls eine virusbedingte Hautkrankheit. Es bilden sich Bläschen auf der Haut, und zwar immer entlang einzelner Nerven. Meist treten sie gürtelförmig am Rumpf auf (daher der Name der Erkrankung), es kann jedoch auch das Gesicht betroffen sein. Im allgemeinen erscheinen die Bläschen nur auf einer Seite des Körpers, also auf der rechten oder auf der linken Körperhälfte; nur in schweren Fällen befallen sie den ganzen Körper. Die Hauterscheinungen zeigen sich zunächst als wäßrige Bläschen, die später eintrocknen. Die Krankheit ist ziemlich schmerzhaft. Bei dem Virus dürfte es sich um denselben handeln, der im Kindesalter Windpocken hervorruft.

Die Gürtelrose ist möglichst sofort mit Vitaminen zu behandeln, und zwar mit hohen Dosen von Vitamin B1 und C. Wenn diese Sofortmaßnahme verzögert wird, können die Schmerzen sehr lange anhalten, oftmals über Jahre hinweg. Die Krankheit spricht gut auf homöopathische Behandlung an. Wenn der Patient vorher in gutem Allgemeinzustand war und umgehend eine Behandlung einsetzt, kann man relativ schnell einen Heilerfolg erzielen. Bleiben Schäden zurück, kann man mit einer Nosodenbehandlung eine Abwehrsteigerung herbeiführen. Im übrigen hilft in allen Stadien der Gürtelrose auch eine Lasertherapie.

Insektenstiche

Einige Menschen reagieren übermäßig auf Insektenstiche. Es sollte in diesem Fall die generelle Überempfindlichkeit behandelt werden.

Lepra

Lepra, allgemein auch bekannt als Aussatz, ist eine chronisch verlaufende, bakterielle Infektionskrankheit, die zu schweren Verunstaltungen des Körpers, insbesondere der Weichteile, führt. Die Inkubationszeit, also die Zeit von der Infizierung bis zum Ausbruch der Krankheit, beträgt oft Jahre. Lepra ist heute eigentlich kein Problem mehr; sie wurde durch strenge Isolierung der Erkrankten eingedämmt, jedenfalls in unseren Breitengraden.

Nägel

Veränderungen der Nägel können z.B. durch Pilze und Bakterien entstehen und sind gemäß diesen Prinzipien zu behandeln. Brüchige Nägel entstehen oft durch Vitaminmangel. Eine Ernährungsumstellung und eine Darmbehandlung sind hier angezeigt.

Narben

Narben entstehen u.a. durch eine Operation oder nach einem Unfall und können in der sie umgebenden Körperregion sehr störend wirken. Sie können Verkrampfungen und Fernwirkungen hervorrufen, da die Körpersignale durch die Vernarbungen in ihrem Fluß gehemmt werden. Außerdem besteht die Gefahr, daß Verwachsungen auftreten. Diese erschweren in der Folge die normale Arbeit des Organismus, da die Versorgungswege u.a. versperrt sind. Narben und Verwachsungen sind ein Fall für den Laser.

Neurodermitis

Bei der Neurodermitis (auch atopisches Ekzem genannt) handelt es sich möglicherweise um einen Terminus, der irreführend ist, denn der Begriff Neuro- weist auf die Nerven hin, Dermitis ist abgeleitet von Derma – Haut. Verschiedene Fachlexika definieren diese Hautkrankheit als Juckflechte oder Ekzem, das auf „nervalen Störungen“ beruht – aber damit ist man so klug wie zuvor.

Betrachten wir also das Phänomen. Typisch für die Neurodermitis sind:

- Der Juckreiz
- Die symmetrische Anordnung der Hauterscheinungen
- Die Hautveränderungen in Form von Rötungen, Knötchen, Bläschen, Krusten und Schuppen
- Das ständige Vorhandensein der Krankheit bzw. die Möglichkeit, daß sie in bestimmten Abständen wieder auftritt.

Tatsächlich präsentiert sich die Neurodermitis in den verschiedenen Altersstufen unterschiedlich.

Es beginnt mit dem Milchschorf des Säuglings. Etwa ab dem dritten Lebensmonat entwickeln sich nässende, schuppige, krustige, gelegentlich schwellende, gerötete Hautausschläge, die vornehmlich die Kopfhaut und die seitlichen Partien des Gesichts befallen. Sie können sich jedoch auch über den ganzen Rumpf verbreiten.

Die nächste Phase beginnt im Kleinkindalter und kann bis zur Pubertät andauern. Das Ekzem verlagert bzw. konzentriert sich nun auf die Ellenbeugen und Kniekehlen, auch der Rumpf kann erneut oder weiterhin befallen sein.

Im Erwachsenenalter tritt gewöhnlich ein Stadium erhöhter Reizbarkeit ein. Die Krankheit kann sich an Rumpf und Extremitätenseiten ausbreiten. Erst mit abnehmender Empfänglichkeit für sensible Reize, oft also erst in hohem Alter, geht der allgemeine Juckreiz zurück.

Neben diesen Beobachtungen ist es jedoch vor allem von Bedeutung, zu wissen, was Neurodermitis eigentlich ist. Bemerkenswert ist, daß die Meinungen hierzu auseinandergehen. Gewöhnlich wird von einer angeborenen unheilbaren Erkrankung gesprochen, doch viele Experten sind nicht dieser Meinung und haben auch entsprechende Resultate aufzuweisen. Diese Fachleute diagnostizieren Neurodermitis als eine Allergie, die zwar erheblich vorbedingt sein mag, aber durchaus heilbar ist.

Von diesem Ansatz aus ist es logisch, daß man zunächst die Ernährung ins Visier nimmt, wenn man nach einer geeigneten Therapie Ausschau hält. Es gilt also, zunächst alle denkbaren Allergene zu entfernen und wenn möglich den grundlegenden Mechanismus zu finden. Das gelingt häufig, wenn es auch manchmal eine unglaubliche Arbeit für den Patienten oder für die Mutter ist. Oft vertragen Neurodermitiker keine Milch oder kein tierisches Eiweiß. Manchmal hilft aber das Weglassen beider Nahrungsmittel überhaupt nicht.

Die Geschichte der Krankheit (Entstehung und Verlauf) bringt jedoch gewöhnlich Aufschluß. Außerdem kann man Allergien mit Elektro-Akupunktur heute schon austesten!

Neurodermitiker reagieren auf das Nahrungsmittel selbst oder auf Zusätze wie Farb- und Konservierungsstoffe. Durch Erfahrung gewonnene Diätvorschriften für diese Patienten unterscheiden sich natürlich voneinander. Den Ernährungsvorschriften gemeinsam ist die Empfehlung von vorwiegend vegetarischer Kost in Form der biologischen Vollwerternährung. Sie muß allerdings für den Allergiker modifiziert werden. Nach einer Phase strengster Diät ist häufig die Rückkehr zu einer gesunden Normalkost möglich.

Von höchster Bedeutung ist, daß konsequent Diäten eingehalten werden. Häufig nimmt der Neurodermitiker sein Allergen in versteckter Form zu sich, d.h. es ist den Nahrungsmitteln zugesetzt, ohne daß es deklariert und damit erkennbar ist. Diäten, denen nicht eine intensive Schulung und Aufklärung des Patienten vorausgehen, können also manchmal scheinbar nicht zum gewünschten Resultat führen. Wenn man sich einer entsprechenden Therapie unterzieht, so kann man beispielsweise damit beginnen, in Absprache mit dem Arzt, sechs Wochen lang nur und ausschließlich Reis zu essen, wie bereits im Kapitel über Allergien ausgeführt. Peu à peu mag man ein weiteres Grundnahrungsmittel hinzunehmen und auf diese Weise austesten, was die Hautkrankheit hervorruft. Es ist ein mühsames Verfahren, aber es kann die Grundlage für eine Therapie schaffen.

Im übrigen können nicht nur bestimmte Nahrungsmittel wie Zitrusfrüchte, Milch und Milchprodukte, Eier und Wasser, sondern auch Tierhaare u.a. die auslösenden Komponenten sein. Im Zweifelsfall empfiehlt es sich, Haustiere abzuschaffen, insbesondere Meerschweinchen, Hamster, Katzen und Hunde.

Ganze Fachbücher beschäftigen sich nur mit dem Thema Neurodermitis (vgl. Literaturverzeichnis); es gibt außerdem Selbsthilfegruppen, wo man Erfahrungen austauschen kann.

Zur unterstützenden Therapie werden Darmsanierungen, Einläufe, Entsäuerung, Eigenbluttherapie empfohlen, aber dies ist auf den Einzelfall abzustimmen. Konkrete Fälle beweisen jedenfalls, daß Neurodermitis heilbar ist.

Pilze

Wenn Sie heute als Patient an einem Hautproblem leiden, so will der behandelnde Arzt oft zunächst wissen, ob ein Ekzem oder eine Pilzerkrankung vorliegt. Gewöhnlich werden Sie deshalb an andere Stellen verwiesen, wo man entsprechende Untersuchungen einleiten kann. Diese Untersuchungen sind wichtig und richtig.

Zu den wichtigsten, auch Mykosen genannten Pilzerkrankungen zählen die Hefen und Schimmelpilze. Sie befallen nicht nur die Hautoberfläche, sondern können sich auch im Genitalbereich, in den Harnwegen, den Schleimhäuten der Atemwege und des Verdauungsapparates, ja sogar an Augen und inneren Organen ausbreiten. Gewöhnlich sind Zehen, Gesicht, Arme, Beine, Brust und/oder Rücken betroffen. Die Symptome sind Juckreiz, Rötungen, Schuppung, Bläschenbildung. Das befallene Areal ist meist durch einen deutlichen Rand begrenzt.

Rund 20 Prozent der bundesdeutschen und der österreichischen Bevölkerung leiden gelegentlich an Pilzerkrankungen. Als Infektionsquellen gelten Schwimmbäder (speziell der Beckenrand), Saunen, Duschen, andere Hygieneeinrichtungen sowie Tiere (Katzen, Meerschweinchen, Kaninchen, Mäuse, Igel, Rinder, Pferde).

Von Bedeutung für die Therapie ist, daß aus dem Krankheitsbild allein nicht auf Gattung und Art des Erregers geschlossen werden kann. So können gleichartige Pilze durchaus verschiedene Krankheitsbilder und verschiedenartige Pilze das gleiche Krankheitsbild hervorrufen. Es ist also in der Regel eine Laboruntersuchung angezeigt, vor allem bei chronischen Pilzerkrankungen oder bei Verdacht auf Misch- und Doppelinfektionen. Abgesehen von Analysen in einigen Universitätskliniken gibt es auch ein paar hochspezialisierte Labors, die beispielsweise den Stuhl genauestens auf pathogene Bakterien, Pilzkulturen, Wurmeier u.a. untersuchen.

Zur Behandlung stehen wirksame Präparate zur Verfügung, die die Pilze auch in tieferen Hautschichten erreichen und beseitigen. Der Erfolg hängt indes oft davon ab, daß ein Mittel konsequent verwandt wird, selbst wenn die Symptome bereits verschwunden sind, um einen Rückfall auszuschließen. Darüber hinaus ist es angezeigt, dem Pilz den Boden zu entziehen und die Phasen-Philosophie anzuwenden, d.h. nicht in Begriffen von absoluter Gesundheit oder absoluter Krankheit zu denken. Man kann die Behauptung wa-

Verbreitungswege von Haut- und Schleimhautpilzen

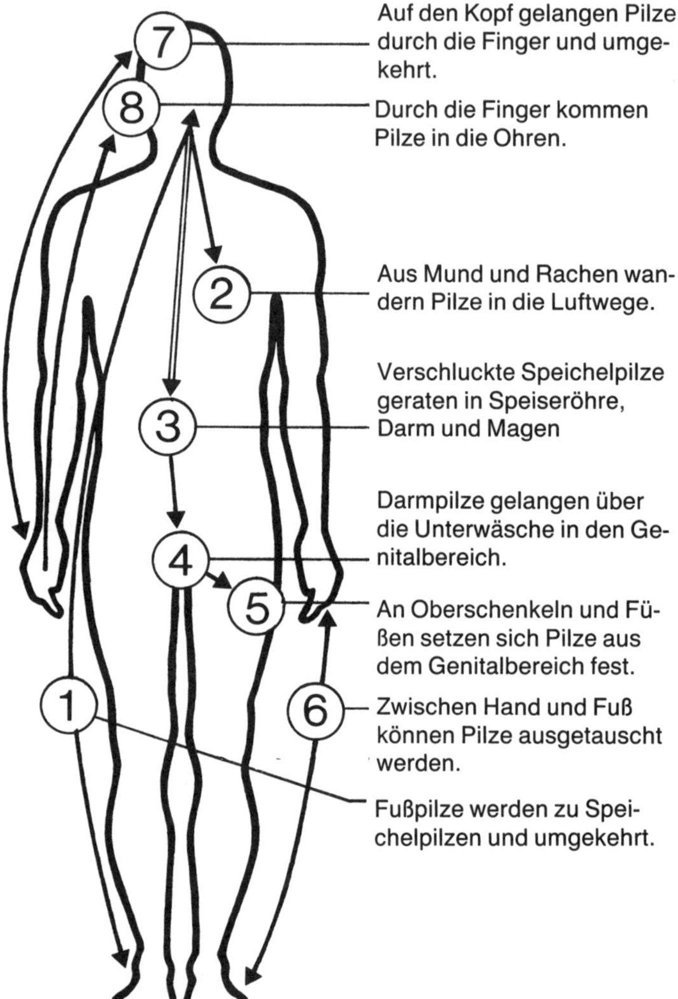

gen, daß Pilze leichter einen Organismus angreifen, der ohnehin schon geschwächt ist. Insofern finden die bereits genannten Entgiftungsmethoden im Vorfeld und in der Nachbehandlung von Pilzerkrankungen ebenfalls Anwendung.

Voraussetzung für die Vermehrung der Pilze ist ein für sie günstiges Milieu. Eine Behandlung darf sich also nicht auf die Beseitigung der Pilze beschränken, sondern muß ihnen auch den Nährboden entziehen, um sie dauerhaft zum Verschwinden zu bringen. Das für Pilze geeignete Milieu ist meist im ganzen Körper vorhanden, vor allem aber im Darm. Das ist der Grund, warum Mykosen so verbreitet sind. Dabei ist die Pilzart unerheblich; das grundlegende Prinzip bleibt immer gleich. Wenn man an der Voraussetzung für den Pilzbefall, an dem Nährboden, nichts verändert, können sich in der Folge sogar Allergien entwickeln. Erinnern Sie sich an das Allergie-Prinzip? Der Organismus kämpft gegen einen Eindringling an, gewinnt nicht, kämpft weiter und weiter mit mehr Einsatz und immer mehr Abwehrkräften. Eines Tages zeigt sich schließlich eine allergische Reaktion auf der Haut.

Auch Antibiotika können ein günstiges Pilzklima hervorrufen. Weil sie tödlich bzw. hemmend auf Bakterien wirken, bekämpfen sie Bakterien auch dort, wo diese benötigt werden, z.B. im Darm. Die Pilze können sich in der Folge ungehemmt vermehren, weil sie nicht mehr von den lebenswichtigen Bakterien im Körper in Schach gehalten werden. Sofern also Antibiotika verabreicht wurden, sollte in der Folge eine gründliche Darmsanierung verordnet werden, um die dort angesiedelten Bakterien zu regenerieren.

Psoriasis

Diese Krankheit ist dem Nicht-Mediziner besser bekannt unter dem Namen Schuppenflechte. Etwa eine Million Menschen in der Bundesrepublik leiden unter dieser unberechenbaren Krankheit. Männer wie Frauen werden gleichermaßen von ihr heimgesucht. Die Forschung hat herausgefunden, daß Psoriasis in der Anlage vererbt wird: Durchschnittlich acht Prozent der Kinder erkranken an Schuppenflechte, wenn ein Elternteil betroffen ist. Sind beide Elternteile gleichzeitig davon befallen, so erkranken 41 Prozent der Kinder daran. Psoriasis ist jedoch nicht ansteckend. Häufig beginnt diese Krankheit zwischen dem 10. und dem 30. Lebensjahr, d.h. die meisten Betroffenen bemerken sie zu diesem Zeitpunkt das erste Mal.

Der äußerliche Verlauf der Krankheit zeigt sich in charakteristischen Hautveränderungen wie Entzündung der Lederhaut und Verdickung sowie Verschuppung der Oberhaut. Die wirkliche Ursache dieser Hautkrankheit ist unbekannt. Möglicherweise ist ein Mangel oder ein relativer Mangel an Fumarsäure (ein Stoffwechselbestandteil) der Auslöser. Jedenfalls wurden erfolgreiche Behandlungen mit Fumarsäurekomplex durchgeführt. Zu einer Besserung der Symptome tragen auch Lichtbestrahlung, Ernährungsumstellung und Eigenblutbehandlung bei. Da aber die Ursache noch nicht genau auszumachen ist, läßt sich die Krankheit bislang noch nicht völlig ausheilen.

Schuppen

Die Kopfschuppenbildung ist zurückzuführen auf die vermehrte Teilung der Hautzellen. Bei Kopf-Seborrhoe (der Ausdruck „Seborrhoe“ bezeichnet die gesteigerte Talgproduktion) empfiehlt es sich, die Haare prinzipiell nicht so häufig zu waschen, allenfalls jeden dritten Tag. Außerdem sollten die Haare möglichst kurz geschnitten sein und kein Heißluftfön zum Trocknen nach der Wäsche verwendet werden. Es gibt Haarkuren, auch biologischer Art, die darüber hinaus zu empfehlen sind. Besonders langes Haar braucht besondere Pflege. Ratsam ist hier eine saure Spülung mit Obstessig (verdünnt mit Wasser im Verhältnis 50:50) nach dem Waschen. Diese Spülung muß danach mit klarem Wasser wieder herausgewaschen werden.

Syphilis

Syphilis ist eigentlich eine Geschlechtskrankheit. Trotzdem wollen wir sie aufgreifen, weil sie die Haut befällt. Zwei bis drei Wochen nach der Infektion treten eine Gewebsverhärtung mit Schwellung der Drüsen sowie Knötchen-, Bläschen- oder Geschwürbildung im Bereich der Infektionsstelle auf.

Später gelangen die Krankheitskeime ins Blut und führen zu Blutveränderungen. In diesem Stadium äußert sich die Syphilis in der Regel durch flecken- und knötchenförmige Ausschläge an Haut und Schleimhäuten, manchmal begleitet von entzündlichen Allgemeinerscheinungen. Auch Haarausfall kann ein Symptom sein.

Syphilis stellt zum heutigen Zeitpunkt kein medizinisches Problem mehr dar. Da der Krankheitskeim penicillinempfindlich ist, steht eine Therapie zur Verfügung. Will die Krankheit trotzdem nicht ausheilen, mangelt es ganz einfach an der körperlichen Regenerationsfähigkeit. Unterstützen Sie also die Abwehrkräfte. Zusätzlich mag man eine Eigenblutbehandlung ansetzen. Bestrahlungen, Sport und Vitamine helfen ebenfalls.

Ulcus cruris

Dieses Unterschenkelgeschwür, im Volksmund auch „offenes Bein“ genannt, ist zwar unangenehm, aber ohne Schwierigkeiten zu therapieren. Sehr wesentlich ist das Entgiften des Organismus, denn im Grunde ist diese Krankheit eine spezielle Vergiftungserscheinung. Eine komplette Entgiftungstherapie und äußerlich eine Laserbehandlung bringen die Wunde zum Abheilen.

Warzen

Diese kleinen, zwar ungefährlichen, aber doch lästigen Begleiter entstehen durch Viren. Im Einzelfall kann man mit verschiedenen Tinkturen arbeiten – z.B. der Propolis-Tinktur. Propolis könnte man auch als Bienen-Antibiotikum bezeichnen, da es von den Bienen in ihren Waben als solches benutzt wird. Außerdem bieten sich verschiedene andere Kräuter-Tinkturen (Schöllkraut u.a.) an. Auch die Lasertherapie ist sehr erfolgversprechend. Auch hier reicht aber die Akut-Behandlung allein nicht aus. Wenn nicht gleichzeitig das Milieu, auf dem die Warzen entstehen können, verändert wird, erscheinen diese immer wieder.

Zellulitis

Viele Frauen müssen eines Tages feststellen, daß ihre Figur zu wünschen übrigläßt. Selten ist es echtes Übergewicht, das zu schaffen macht; vielmehr stimmen die Proportionen nicht mehr so richtig. An Hüften und Oberschenkeln haben sich Pölsterchen festgesetzt, das Gewebe ist nicht mehr glatt und straff. Und oft zeigen sich an diesen Stellen kleine Grübchen, die an die Haut einer Orange erinnern.

Nur etwa jeder hundertste Mann, aber 80 Prozent aller Frauen leiden unter dieser Gewebeveränderung, die Zellulitis genannt wird. Weil Männer andere Hormone produzieren als Frauen und Hormone u.a. auch den Aufbau der Haut steuern, ist die Hautstruktur beim Mann etwas anders gestaltet als bei der Frau. Es liegt deshalb nahe, daß die hormonelle Steuerung bei der Bildung der Zellulitis eine wesentliche Rolle spielt. Ein weiterer Grund für diese Erscheinung sind die Bindegewebsfasern im Unterhaut-Fettzellgewebe. Sie straffen das Gewebe und verbinden die einzelnen Zellverbände miteinander. Weil diese Fasern bei Frauen weiter auseinander liegen als bei Männern und häufig nur längs-, nicht aber netzförmig verflochten sind, kommt es eher zur Aufblähung der sich hier befindenden Fettzellen. Aus diesem Vorgang resultiert schlußendlich eine sicht- und fühlbare Veränderung im Gewebe, eben die sogenannte Orangenhaut. Auch Streß, Bewegungsmangel, Rauchen, Alkoholgenuß, falsche Ernährungsgewohnheiten usw. sind mitverantwortlich für die Entstehung dieser unerwünschten Erscheinungen, weil sie den Körper belasten.

Ein interessantes Detail am Rande: Bei Naturvölkern, die nicht dem bei uns üblichen Streß unterworfen sind, ist Zellulitis unbekannt. Bei der Zellulitis handelt es sich um eine vermehrte Einlagerung von Fett und Wasser im Unterhaut-Zellgewebe. Es entstehen vergrößerte Zellen, die das Gewebewasser binden. In der Folge können örtliche Wassersucht und örtliche Durchblutungsstörungen entstehen. Venen degenerieren mitunter, und Krampfadern können vermehrt auftreten.

Konzentrieren wir uns nun auf die Lösung des Problems: Vor mehr als zehn Jahren taten sich einige Ärzte und Masseure in der Schweiz zusammen, um eine erfolgreiche Behandlung der Zellulitis zu entwickeln. Die Cellsantherapie (ein geschützter Markenname) umschließt eine ganze Reihe von Maßnahmen. Rein biologische Produkte werden für die Entwässerung und gleichzeitig Entschlackung verabreicht. Außerdem rückt man dem Problem durch äußere Anwendungen zu Leibe. Dieser Teil der Behandlung besteht aus einer speziellen Technik, bei der das Bindegewebe von Hand und mittels Apparaten massiert wird. Die Entstauung im Bereich der Oberschenkel und des Gesäßes sowie die Förderung der Blutzirkulation im betroffenen Gewebe werden dadurch erreicht. Außerdem wird die Regeneration des Gewebes beschleunigt, indem mehr Sauerstoff zur Verbrennung der überschüssigen Fetteinlagerungen zum Zellulitis-Gewebe gelangt. Damit bildet sich die Zellulitis zurück. Über die Lymphbahnen und Blutgefäße werden Wasser und Stoffwechselschlakken abgeführt und später über die Nieren ausgeschieden.

Beenden wir an dieser Stelle unsere kleine Übersicht über spezielle Hauterkrankungen. Sicherlich haben Sie bemerkt, daß einige der „besonderen“ Hautleiden eigentlich keine Besonderheiten darstellen. Das beweist, daß sich eben immer und immer wieder gleiche bzw. ähnliche Prinzipien herauskristallisieren lassen. Von grundsätzlicher Bedeutung bleibt, daß wir der Krankheit fast immer den Boden entziehen und die Schärfe und Strenge nehmen können. Und oft können wir sogar dauerhaft heilen bzw. überhaupt wirklich heilen, was ein immenser Fortschritt ist.

Der mündige Patient

Dem Ganzen sollen die Ärzte ihre Sorge zuwenden; denn dort, wo das Ganze sich übel befindet, kann unmöglich der Teil gesund sein. (Denn das ist der größte Fehler bei der Behandlung der Krankheiten, daß es Ärzte für den Körper und Ärzte für die Seele gibt, wo beides doch nicht getrennt werden kann).

Platon,
griech. Philosoph, 427 – 347 v. Chr.

Zunächst eine Vorbemerkung in eigener Sache: Ich bin der Meinung, daß wir als Ärzte nur für den Körper unserer Patienten zuständig sind. Geistige Belange gehören zunächst einmal nicht in unser Gebiet. Dennoch gibt es natürlich psychosomatische Krankheiten. Dies sind Erkrankungen des Körpers, ausgelöst und in Gang gehalten durch mentale bzw. psychische Einflüsse. Der Arzt kann kaum auf sie Einfluß nehmen; sie liegen außerhalb seines Wirkungsbereiches. Aber sie existieren.

Was sollte man also unternehmen, wenn man weiß, daß psychische Faktoren zu einer Verschlechterung des Gesundheitszustandes beitragen oder gar verantwortlich dafür sind? Drogen oder Psychopharmaka zu verabreichen, wenn ein Patient Probleme hat, ist sicher keine dauerhafte Lösung. Es mag eine Lösung sein für akute Krankheitszustände, bei der man aber die Gefahr nicht übersehen darf, daß sie den Eindruck einer Heilung durch scheinbare Beseitigung der Symptome erwecken, während sich in Wirklichkeit nichts verändert. In Wahrheit fördern Drogen (Psychopharmaka, persönlichkeitsverändernde Medikamente) die Passivität. Mit anderen Worten, der Patient entfernt sich von der aktiven und selbständigen Lösung seiner Probleme, indem sie ihm weniger bewußt gemacht werden. Obwohl dies für den Augenblick eine Erleichterung bringen mag, zeigt sich gewöhnlich in der Folge, daß die Situation forbesteht, ja sich verschlechtert.

Einen Patienten über längere Zeit hinweg nur mit Psychopharmaka zu behandeln, ihm damit ein scheinbares Glück und weitgehende Heilung zu suggerieren, ist meiner Ansicht nach ein unverantwortliches ärztliches Verfahren – wenn diese Behandlungsweise für den therapierenden Arzt natürlich auch recht bequem ist.

Für unsere Zwecke bleibt festzuhalten, daß der körperliche Zustand oft von geistigen Faktoren abhängig ist, weil der Geist, die Psyche, dem Körper immer übergeordnet ist.

Daraus ergibt sich auch für den Arzt und den Betroffenen eine immer wieder beobachtbare Variable, der wir in der Medizin unterworfen sind: Wir sind vom geistigen und emotionellen Zustand des Patienten abhängig; denn immer wieder machen wir folgende Erfahrungen:

- Die Krankheit wird aus unerfindlichen Gründen stärker und schwächer.
- Wenn der Patient nicht aus eigenem Willen die Therapie bis zum Ende durchführt, erfolgt keine wirkliche Heilung.
- Das soziale Umfeld kann einen Einfluß auf die psychische Stabilität des Patienten ausüben.
- Bestimmte Geschehnisse, Erlebnisse und Situationen führen manchmal zu einer dramatischen Verschlechterung des Gesamtgesundheitszustandes.

Die momentane emotionale Stabilität ist also ein wichtiger Faktor im Heilungsprozeß, ganz genauso wie die Eigenverantwortung, die ein Patient gegenüber seiner Krankheit und seiner Gesundheit übernimmt. Für uns Ärzte macht es z.B. einen erheblichen Unterschied, ob wir einen „glücklichen“ Menschen auf Asthma behandeln oder einen „unglücklichen“, wenn wir dieses oberflächliche Vokabular hier einmal benutzen dürfen. Außerdem ist es von Bedeutung, ob ein Patient eine Therapie zur Hälfte durchführt oder nur zu einem Zehntel. Und schließlich mögen beruflicher Streß oder der Kontakt zu einer Persönlichkeit, die den Patienten ständig unterdrückt, die ausschlaggebenden Faktoren für eine Krankheit sein. Für den Arzt ergibt sich daraus der Konflikt, daß einerseits die Psyche nicht sein Ressort ist, andererseits er aber seine Verpflichtung hat zu heilen. Ich ganz persönlich halte dafür, daß der Arzt den Patienten zumindest über die Bedeutung solcher Faktoren informieren sollte.

Wie verhält sich der Patient heute? Patienten kommen zu einem Arzt, weil sie ein Problem haben. Viele Menschen gehen nicht gerne zum Arzt. Aber wenn das Problem dringlicher wird als die Angst vor dem Arzt, entschließen sie sich endlich zu einem Besuch. Es sollte aber bedacht werden, daß einige Probleme leicht gelöst werden können, wenn man rechtzeitig einen Mediziner um Rat fragt. Außerdem können Krankheiten ansteckend oder für den Betroffenen selbst gefährlich sein. Im Zweifelsfalle sollte man also sofort zum Arzt gehen – oder auch andere dorthin schicken, die sich nicht entschließen können. Die einfache Regel lautet: Wenn Sie krank sind, sollten Sie sich behandeln lassen.

Bei Hautkranken kommt ein weiteres Problem hinzu: Eine Person mit einer Hauterkrankung an einer für jedermann sichtbaren Stelle wird von den Mitmenschen normalerweise gemieden. Der Betroffene kann dadurch leicht die Vorstellung entwickeln, ein minderwertiger Mensch oder ein Außenseiter zu sein, und sich immer mehr von der Umwelt abkapseln. Speziell Akne im Gesicht führt oft dazu, daß der Erkrankte sich zurückzieht, weil er sich entstellt fühlt. Die Wahrheit ist jedoch, daß dieses soziale Problem oft schon vorher existierte und die Akne nur eine Folgeerscheinung ist. Das Problem mit der Umwelt wird dann durch Hautprobleme noch intensiviert.

Hauterkrankungen verursachen oft regelrechte Isolationsgefühle und erschweren die Beziehungen zu anderen. Der Betroffene sollte aber vielmehr darauf hinarbeiten, sich eben nicht von der Außenwelt zu isolieren. Oft ist das Problem für ihn persönlich immens groß, während die Umwelt es in weitaus geringerem Maße zur Kenntnis nimmt, als er sich einbildet. Besonders Mutige können sogar so weit gehen, genau über das zu sprechen, worüber sie nicht sprechen wollen, z.B. zu fragen: „Stört dich meine Haut?" Die Wirkung kann verblüffend sein und viele Ängste abbauen.

Ähnliches läßt sich nebenbei bemerkt über die (wirkliche oder eingebildete) Schönheit, das gute Aussehen konstatieren: Eine Person, die kontinuierlich damit beschäftigt ist, zu denken, sie sei unattraktiv, läßt schließlich die eigenen Gedanken sozusagen als Schatten auf den Körper und das Gesicht fallen. Es spielt also eine immense Rolle, inwieweit man dazu in der Lage ist, sich in Gedanken von einem Problem zu distanzieren. Zugegebenermaßen ist dies keine Therapie im üblichen Sinne. Aber es lohnt sich für den Betroffenen, einmal über diesen Aspekt nachzudenken.

Nicht selten steht mit dem Thema Haut auch das Sexualleben in Zusammenhang. Für die Erotik und den Sexus besitzt die Haut eine hohe Bedeutung. Viele erotische und sexuelle Wahrnehmungen lassen sich nur durch die Haut erfahren. Haut ist ein Bestandteil des Sexus. Es wäre nun eine falsche Verallgemeinerung, wenn man Hautprobleme auf Probleme mit der Sexualität zurückführen wollte. Aber es gibt in diesem Zusammenhang einen hochinteressanten Mechanismus: Ein Hautproblem kann ein (dem Betroffenen selbst verborgenes) Signal sein, daß er Liebe, Zuwendung und Affinität braucht. Es kann eine unbewußte psychische Berechnung sein! Jedenfalls spiegelt eine Hauterkrankung sehr oft die Tatsache wider, daß die Person Schwierigkeiten mit der Außenwelt hat.

Es ist allerdings gefährlich, alle Hautprobleme auf einen simplen gemeinsamen Nenner bringen zu wollen. Meiner

Meinung nach bedeuten Hauterkrankungen *manchmal* ein Verlangen nach Zuwendung. Sie *können* ein Schrei nach Liebe sein. Mitunter signalisieren sie auch eine Überwältigung seitens der Außenwelt und ernsthafte Probleme mit anderen. In solchen Fällen besteht die Lösung darin, mehr Kontakte zu pflegen, intensiver sich um Freundschaften zu bemühen. Oft helfen Kommunikationskurse, bei denen gelehrt wird, wie man ein Gespräch beginnt, wie man ein Gespräch angenehm gestaltet und wie man überhaupt Kontakte knüpft. Prinzipiell gilt jedoch: Solche psychischen Analysen mögen stimmig sein oder auch nicht. Man kann nie alle Patienten über einen Kamm scheren.

Im übrigen darf man nicht vergessen, daß 60 Prozent der Jungen (bis zum 16. Lebensjahr) Akne-Probleme haben und 70 Prozent der Mädchen (ab dem 12. Lebensjahr)! Es ist also auch ein Pubertätsphänomen.

Dringend abraten kann ich nur, Psychologen oder gar Psychiater aufzusuchen und von dieser Seite Hilfe für Hautprobleme zu erwarten.

Betrachten wir nun einige konkrete seelische Gesichtspunkte beim Heilungsprozeß. Oft ist der Faktor Psyche untrennbar mit der *compliance* verbunden. Dieser Begriff bedeutet wörtlich soviel wie „Einwilligung, Einverständnis". Darüber hinaus bezeichnet dieser Ausdruck, der in der Medizin immer populärer wird, einen anderen hochinteressanten Umstand – nämlich die Tatsache, ob und inwieweit ein Patient eine vorgeschriebene oder empfohlene Therapie wirklich durchführt und damit zum „Komplizen" des Arztes wird. Viele Patienten nehmen die verschriebene Salbe dreimal – und lassen sie danach in den Papierkorb wandern. Eine anempfohlene bessere Ernährungsweise wird zwei, drei Wochen durchgehalten, der Zustand verbessert sich leicht – und der Patient verzichtet in der Folge wieder darauf, vernünftig zu essen und zu trinken. Compliance im medizinischen Sinne bedeutet also, eine Therapie wirklich durchzuführen und die Ernährung, um bei unserem Beispiel zu bleiben, tatsächlich und endgültig umzustellen. Hierfür zeichnet natürlich der Patient selbst verantwortlich, und er ist nicht schlecht beraten, wenn er systematisch vorgeht und schriftlich ausarbeitet, wie diese Änderung der Ernährung usw. in die Wege zu leiten ist.

Listen wir einige Ausreden auf, warum Patienten eine Therapie nicht zu Ende führen:

„Ich brauche die Therapie nicht weiterzuführen, weil ...

- die Beschwerden fast verschwunden sind
- die Beschwerden ganz verschwunden sind
- ich nicht zum fanatischen Ernährungsjünger werden möchte
- eine solche Bedeutung die richtige Ernährung mit Sicherheit nicht besitzt
- man durch äußere Umstände oft gezwungen wird, das Falsche zu essen
- jeder Fanatismus, gleich welcher Art, schädlich ist
- kleine Sünden nicht den ganzen Plan durcheinanderwerfen
- ich zur Zeit derart unter Streß stehe, daß ich nicht auch noch auf die richtige Ernährung achten kann
- die Therapie nicht anschlägt und ich mich vergeblich abmühe
- der Arzt eine falsche Diagnose gestellt hat
- ich seelisch belastet bin und nicht auch noch auf körperliche Belange achten kann."

Treten Sie in Ihrem eigenen Interesse nicht in diese Falle. Sie können wirkliche Gesundheit nur erreichen, wenn Sie sich systematisch zurückbewegen von relativer Krankheit in Richtung relativer Gesundheit. Der Weg ist besonders am Anfang steinig. Aber er lohnt sich!

Eine weitere interessante Tatsache ist, daß früher Patienten die Anordnungen des Arztes genauer befolgten. Die Gründe dafür sind darin zu suchen, daß der (männliche) Patient gewöhnlich eine auf Gehorsam ausgerichtete militärische Ausbildung hinter sich hatte und insgesamt der „Untertanengeist" in ganz anderem Maße gegeben war. Heute dagegen denken Patienten mehr, was zunächst ein Vorteil ist. Nur besitzen nicht alle Betroffenen genügend Informationen. Das bedeutet jedoch für uns Ärzte, daß es unsere Pflicht ist, Patienten zunehmend über Hintergründe und medizinische Theorien aufzuklären. Dennoch bleibt es dem Patienten nicht erspart, sich selbst ein Urteil zu bilden; tatsächlich ist er vielen Einflüsterungen und Meinungen ausgesetzt. So hört man in der täglichen Praxis Kommentare wie: „Ein anderer Arzt hat mir geraten ...", „Ich habe in einer Zeitschrift gelesen, daß ..."

Hierdurch kann eine gewisse Verunsicherung Platz greifen, die auch Nachteile besitzt. Die Lösung ist indes nicht kompliziert: Der Arzt braucht nur einfach mehr Kommunikation, mehr Aufklärung, mehr Zeit für den Patienten. Die Einzelperson kann heute mit vernünftiger Argumentation und Einfühlungsvermögen davon überzeugt werden, einer Therapie zuzustimmen. Dies besitzt den immensen Vorteil, daß sie aktiv mithilft, daß sie den Arzt nicht als einen Wunderheiler und Medizinmann betrachtet und daß sie in die Lage versetzt wird, selbst etwas zu unternehmen.

Mehr Kommunikation scheint überhaupt das Zauberwort von morgen zu sein. Wenn ein Patient eine Therapie nicht wirklich durchführt, so muß man als Arzt sanft, aber intensiv insistieren, man muß darüber sprechen, den Patienten zum Sprechen ermuntern. Solange Ärzte dies nicht können, werden sie Schwierigkeiten haben, was die *compliance* anbelangt.

Ärzte sollten Experten sein, was zwischenmenschliche Kommunikationen anbelangt. Für Sie als Patient gilt wiederum: Scheuen Sie sich nicht, Ihren Arzt zu fragen! Beharrt er auf festgefahrenen Anschauungen, so wechseln Sie den Arzt. Kann man mit ihm nicht reden, verzichten Sie auf seine Therapie. Der Arzt „alter Schule" ist passé. Ein moderner Arzt muß meines Erachtens mit dem Patienten sprechen können. Es ist Teil des Handwerks, das er beherrschen muß. Die Zeiten ändern sich, und auch der Arztberuf ist in einer Änderung begriffen.

Ich wage zu prophezeien, daß ein (praktischer) Arzt ohne ausreichende Erkenntnisse hinsichtlich Ernährung, Bewegung, Vitamine usw. in Zukunft nicht mehr wird existieren können. Er hat mit mündigen Patienten zu rechnen und muß reden, sprechen und erklären können. Umgekehrt sollte der Patient von heute ebenfalls die Kommunikation intensivieren und nicht auf den Arzt schimpfen, weil dieser das Gespräch nicht eröffnet.

Für Sie als Patient gilt: Machen Sie sich mit der Therapieform zumindest ein wenig vertraut und stellen Sie sicher, daß Sie innerlich der Therapie zustimmen. Manchmal scheitert eine Therapie daran, daß der Patient seine Mitarbeit verweigert.

Immer wieder berichten Ärzte, daß bei Patienten mit chronischer Dermatitis die Krankheit ganz plötzlich ausheilt, wenn die Betroffenen etwa in einen anderen Teil des Landes übersiedeln. Natürlich ist es nicht jedem Betroffenen möglich, den Wohnort zu wechseln, nur um seine Dermatitis zu kurieren, wobei dies den Erfolg einer derartigen Maßnahme nebenbei bemerkt keineswegs garantiert. Dennoch ist es ein Faktum und sollte als Ergebnis festgehalten werden.

Ganz allgemein läßt sich sagen, daß die Zahl der Dermatitiskranken in einem milden, trockenen Klima (ab einer gewissen Höhe über dem Meerespiegel gegeben) niedriger ist als in einer feuchten Umgebung.

Allein der Wohnortwechsel ist also eine Therapie, die vielfältige psychische Veränderungen mit einschließt. Tatsächlich kennt man das Phänomen der Verbesserung nach einem Ortswechsel auch bei anderen Krankheiten.

Man könnte nun scharfsinnig analysieren, warum dies funktioniert. Tatsächlich ist der Wechsel des Klimas nur eine Antwort. Es kann sein, daß man damit einer belastenden oder bedrückenden Umgebung entkommt, in der vielleicht bestimmte Einflüsse den Betroffenen krank machen. Es kann sein, daß der Patient plötzlich nicht mehr mit Substanzen in Berührung kommt, die allergieauslösend oder stimulierend waren. Es mag eine ganze Reihe von Gründen geben, warum der Ortswechsel als Therapie funktioniert. Im Einzelfall müßte man sehr genau die Gründe individuell feststellen. Festzuhalten bleibt, daß er oft funktioniert — und daß er somit eine valide, echte, gültige Therapie darstellt.

Schließlich sei darauf hingewiesen, daß auch Streß ein Krankheitsfaktor sein kann. Steht jemand unter ständigem Streß oder wird anderen seelischen Belastungen ausgesetzt, wie z.B. durch eine Scheidung oder den Verlust einer geliebten Person, so läßt sich gelegentlich eine auffällige Veränderung des Hautbildes in Richtung Krankheit feststellen. Es werden also nicht nur körperliche Gifte über die Haut ausgeschieden, auch seelischer Unrat wird z.T. über die Haut abgebaut.

Wie läßt sich aber dann erklären, daß dieser Vorgang sich nicht bei allen Personen und auch nicht immer mit gleicher Intensität vollzieht?

Wir stoßen hier auf einen Faktor, den man geistige Konstitution nennen könnte. Er bezieht sich darauf, wie groß die emotionale Stabilität eines Menschen ist. Bei labileren Persönlichkeiten stellen wir immer wieder fest, daß auch der allgemeine Gesundheitszustand leicht Schwankungen unterworfen ist.

Aber wie kommt es, daß manche Leute labil sind und schon bei der kleinsten Kleinigkeit einen nervösen Ausschlag bekommen, andere Menschen hingegen nichts aus der Ruhe bringen kann?

Als erstes Ergebnis bleibt hier festzuhalten, daß Streß kein objektiver Faktor ist; ein Arbeitspensum, das für eine Person bereits das Höchstmaß an Energie verlangt, mag eine andere Person unterfordern. Es gibt also zweifellos einen

Faktor in der Gleichung Mensch, der sich nicht rein mechanisch definieren läßt. Menschen sind außerordentlich verschieden, und man ist als Arzt gut beraten, dies stets in Rechnung zu stellen.

Als Patient muß man diesen Faktor Streß ebenfalls individuell beurteilen. Nur Sie selbst können abschätzen, wann Sie sich optimal ausgelastet fühlen. Es gibt hierfür keine absolute Meßgröße. Fallen Sie umgekehrt nicht in das andere Extrem und engagieren Sie sich zuwenig. Die Forschung hat unzweifelhaft festgestellt, daß auch zu geringe Aktivität Unzufriedenheit (und in der Folge Krankheit) herbeiführen kann. Es gibt für jede Person ganz individuell eine optimale Balance.

Der Faktor Streß ist zweifellos auch auf die Umgebung zurückzuführen, d.h. auf das soziale Umfeld. Zahlreichen Menschen mangelt es an Selbstsicherheit, und sie wählen aus diesem Grund häufig den Weg des geringsten Widerstands, d.h. sie „erobern" ihre Umwelt nicht. Pointiert könnte man sagen, daß diese Menschen nicht leben, sondern gelebt werden.

Solche Personen haben oft große Probleme mit ihren Mitmenschen und neigen leichter zu Hautkrankheiten als sehr selbstbewußte und ich-starke Personen. Körperlich betrachtet, bildet die Haut die Grenze zur Umwelt und ist deshalb besonders anfällig. Sehr oft kann man als Arzt beobachten, daß sich auf körperlicher Ebene exakt das widerspiegelt, was auf geistiger oder psychischer Ebene vorgeht.

Man könnte eine ganze Wissenschaft daraus machen, auf äußere Umstände zu verweisen, und beispielsweise empfehlen, auf die Haltung von Haustieren zu verzichten (Vogelfedern, Tierhaare, wenig Staub), von Urlaub in heißen Regionen abzusehen und in der Wahl der Zimmerpflanzen vorsichtig zu sein (die Zimmerpflanze *Primula obconica* etwa kann allergische Kontaktdermatitis verursachen), ganz zu schweigen von der Ernährung.

Bedeutsam an all diesen Faktoren ist meines Erachtens ein

Umstand: Es existiert hierbei natürlich eine psychische Komponente. Erlauben Sie mir, in diesem Zusammenhang meine Überzeugung darzulegen: Man kann als Arzt natürlich immer darauf verweisen, daß etwas anlagebedingt sei, und sich mit diesem Vermerk zufriedengeben. In einigen (wenigen) Fällen mag das zutreffen, doch heute, im Zeitalter der Genmanipulation, wo man einem blinden Wissenschaftsglauben anhängt, wird diese Vererbung zu oft als fabelhafte Ausrede von Ärzten bemüht, die keine Heilung erzielen können, ihr Unvermögen aber rechtfertigen wollen. Die Philosophie, die hinter dieser Diagnose steckt, verdammt den Patienten zu der Annahme, daß man gegen seine Krankheit ohnehin nichts unternehmen könne. Die (psychische) Wirkung ist, daß man Sie, den Patienten, damit zur Passivität verurteilt. Man muß als Betroffener also verstehen, daß mit dem lapidaren Hinweis auf Allergene oder die Vererbung eine psychische Reaktion ausgelöst werden kann, die es Ihnen in Zukunft verbietet, gesund zu werden. Die Vorstellung, daß sich nichts ändern ließe, verleitet zur Apathie und Lethargie.

Persönlich halte ich jedenfalls die Diagnose, daß etwas erblich bedingt sei, auch wenn sie in seltenen Fällen zutrifft, für die populärste und gefährlichste Ausrede unserer Tage. Zweifeln Sie als Patient diese also erst einmal an, wenn sie Ihnen serviert wird. Und lassen Sie sich dadurch jedenfalls nicht zur Passivität verdammen.

Schließlich sei dem Betroffenen ein letzter Aspekt nicht vorenthalten: die Vorstellung, die ein Mensch von seinen eigenen Möglichkeiten hat. Er kann sich als ursächlichen Faktor im Heilungsprozeß begreifen oder seine Behandlung allein als einen Prozeß von außen empfinden, auf den er keinen Einfluß hat. Einige Patienten kultivieren die Einstellung, daß der Arzt für alles verantwortlich ist, einschließlich der eigenen Krankheit. Freudig schlucken sie jede Pille und frönen der Idee, daß der Arzt die richtige Entscheidung treffen werde. Sie versuchen, Verantwortung abzugeben, und ignorieren die Tatsache, daß sie selbst bei der Heilung enorm mithelfen können. Es existieren umgekehrt beeindruckende Berichte von Patienten, die eine unglaubliche Energie investierten und eine als unheilbar angesehene Krankheit überwanden, obwohl der Arzt den unmittelbaren Tod prophezeit hatte.

Man könnte also eine regelrechte Skala entwerfen, mit deren Hilfe der Patient festzustellen vermag, wo er steht. Diese Skala reicht von der Einstellung, daß der Patient die Behandlung seiner Krankheit völlig dem Arzt überläßt und sich seiner Einwirkung ausliefert („totale Wirkung") bis zu der Erkenntnis, daß er sich und seine Energie als wirkliche Ursache einer Heilung empfindet („wirkliche Ursache").

- Stufe IV – wirkliche Ursache:
  Einstellungen: „Ich kann das Problem mit Sicherheit bewältigen!" – „Ich bin der Boß!"
- Stufe III – relative Ursache:
  Einstellungen: „Ich habe gute Chancen! Das Problem ist nicht so gravierend." – „Ich kann selbst etwas unternehmen!"
- Stufe II – relative Wirkung:
  Einstellungen: „Kann ich die Krankheit je besiegen?" – „Ich habe enorme Angst!"
- Stufe I – totale Wirkung:
  Einstellungen: „Der Arzt ist alleinverantwortlich!" – „Der Doktor wird's schon machen!"

Der Patient ist selbstredend gut beraten, wenn er ständig in Richtung Ursache wandert. Tatsächlich wirken sich seine Einstellungen auf den Heilungsprozeß aus. Ein Patient, der denkt, er *könne* es nie schaffen, *wird* es selten schaffen. Ein Betroffener, der mit großer Zuversicht an eine Angelegenheit herangeht, kann selbst den Krebs besiegen.

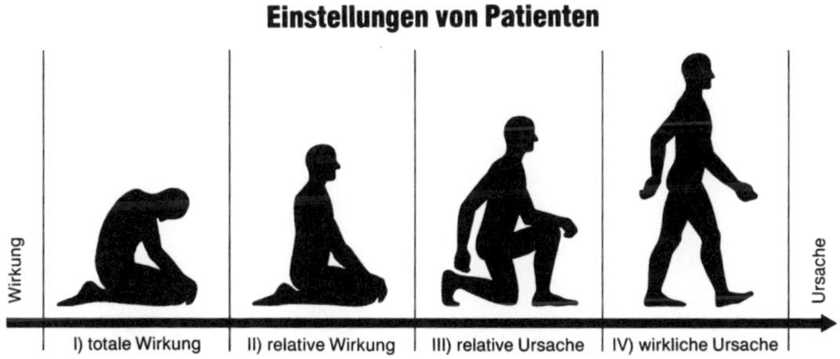

Glauben Sie auf der anderen Seite nicht, ich wüßte nicht, wie jämmerlich niedergedrückt man sich fühlen kann, wenn man von einer Hautkrankheit heimgesucht wird. Glauben Sie nicht, ich wüßte nicht um die geheimen Ängste, Sorgen und Nöte. Und glauben Sie nicht, diese Skala sei oberflächlich dahingesagt. Vielleicht kann man also sich nicht dazu aufraffen, die oberste Einstellung einzunehmen. Aber möglicherweise kann man eine Einstellung der nächsthöheren Stufe anvisieren und sich mit ihr zu befreunden versuchen. Das wäre schon ein Gewinn.

Es gibt also den Faktor Psyche. Einige Gründe habe ich hier aufgelistet. Sie bringen teilweise revolutionäre Ergebnisse. Und es sollte einmal der Finger in die Wunde gelegt und gesagt werden, daß Heilung auch und vor allem etwas mit der Psyche des Menschen, etwas mit Ihnen zu tun hat.

Ausblick: Wie geht es weiter?

Wer überlegt, der sucht Beweggründe, nicht zu können.
Gotthold Ephraim Lessing,
dt. Dichter, 1729–1781

Sie haben gesehen, auch und speziell im letzten Kapitel, daß man etwas tun kann, wenn man erkrankt ist, daß dem Patienten, dem Betroffenen, sich eine Reihe von Möglichkeiten eröffnen. Er kann verschiedene Einstellungen kultivieren und dadurch den Genesungsprozeß beschleunigen oder verlangsamen, er kann ihn unbewußt verhindern oder er kann einer Krankheit so intensiv zu Leibe rücken, daß sie unmittelbar ausheilt. Es ist tatsächlich unfaßbar, was der einzelne, das Individuum, was Sie alles bewirken können.

Rekapitulieren wir: Ignorieren Sie auf der einen Seite nicht die Spezialisten und Schulmediziner, wenn ein akutes Problem gegeben ist und lebensbedrohende Krankheiten vorliegen. Die Schulmedizin besitzt ihren Stellenwert, den ich zwar ganz anders definieren und auf ein Minimum zurückschrauben würde, aber er ist dennoch zweifellos vorhanden. Denn wer heilt, hat recht. Fahren Sie indes immer zweigleisig: Wirklich gesund, in dem hier definierten Sinne, werden Sie nur mit natürlichen, mit naturheilkundlichen Methoden.

Auch hier gibt es nochmals zwei Aspekte: Abgesehen von der speziellen Behandlung, die auf naturheilkundlicher Basis das konkrete Problem attackiert, gibt es auch die prinzipielle Betrachtungsweise. Es gilt, sich auf der Gesund-krank-Skala zurückzubewegen durch die einzelnen Phasen in Richtung Gesundheit. Hierfür ist der Patient verantwortlich, und er kann immens viel tun. Sie sind der Boß, was Ihre Gesundheit anbelangt. Der Betroffene kann auf psychischer und körperlicher Basis zu einem ganz anderen Grad Verantwortung übernehmen, als bislang zugegeben wurde. Man kann sich hängenlassen – oder sich in einen fabelhaften und guten Zustand bringen, was die Gesundheit anbelangt. Man selbst ist verantwortlich. Und dies ist auch die Botschaft dieses Buches. Sie selbst können eine Menge zum Heilungsprozeß beitragen. Denn ihre Möglichkeiten, etwas zu unternehmen, sind ungleich höher anzusiedeln, als man Sie wahrscheinlich bisher glauben ließ.

Anhang

Kleines Lexikon der Dermatologie

Akne vulgaris. Gewöhnliche Form der Akne, bei der sich durch Mitesser verstopfte Haarbälge eitrig entzünden. Akne vulgaris ist die häufigste Hauterkrankung, besonders bei Jugendlichen. Sie beginnt in den meisten Fällen schon vor der Pubertät. Zuerst treten gewöhnlich nur einzelne Pusteln und Papeln auf. Bei männlichen Jugendlichen rechnet man bis zum 16. Lebensjahr mit einem Befall von 60 Prozent, bei Mädchen sind bereits im 12. Lebensjahr rund 70 Prozent betroffen.

Allergien. Überempfindlichkeit gegen bestimmte Stoffe.

Anaphylaxie. Allergie gegen wiederholt eingespritztes artfremdes Eiweiß.

Antibiotikum. Biologischer Wirkstoff aus Stoffwechselprodukten von Mikroorganismen, der andere Mikroorganismen im Wachstum hemmt oder abtötet (z.B. Penicillin).

Antikörper. Abwehrstoff, der im Blut gegen Krankheitserreger gebildet wird, also nicht grundsätzlich bereits vorhanden ist

Arteriosklerose („Adernverkalkung"). Degenerative Erkrankung der Arterien, durch die Durchblutungsstörungen entstehen, die sich an der Haut zeigen oder spüren lassen.

Atherome. Ansammlungen von Talg oder Fett in geschwulstartigen Bereichen.

Aussatz. Chronisch verlaufende bakterielle Infektionskrankheit, die zu schweren Verunstaltungen des Körpers, insbesondere der Weichteile führt.

Bakterien. Zahlreiche Arten verschiedener Kleinlebewesen, darunter viele Krankheitserreger. Bakterien sind auf künstlichem Boden züchtbar.

Bakteriologie. Bakterienkunde.

Besniersche Krankheit. Bezeichnung für allergische Hautkrankheiten.

Biopsie. Untersuchung von Gewebe, das dem lebenden Organismus entnommen wird.

Cellsan. Eine Kombinationsmethode, bei der innerlich und äußerlich therapiert wird mit naturheilkundlich-biologischen Mitteln und modernsten Techniken.

Dermatologie. Lehre von den Hautkrankheiten. Die Dermatologie kristallisierte sich im 18. Jahrhundert heraus, wie aus der Schrift Lorry's aus dem Jahre 1777 hervorgeht. Andere Schriften nennen als Gründer dieser Disziplin Jean Louis Alibert (1768 bis 1837), wenn auch sein System bald durch den neuzeitlichen Standpunkt des englischen Quäkers Robert Willan (1757 bis 1812) verdrängt wurde. Ferdinand von Hebra (1816 bis 1880) aus Wien, der Gründer einer bedeutenden Schule, führte Histologie (Lehre von den Körpergeweben) und Pathologie (Lehre von den Krankheiten, insbesondere ihrer Entstehung und den durch sie hervorgerufenen organisch-anatomischen Veränderungen) in die Dermatologie ein. Bedeutende Rückwirkungen der Bakteriologie auf die Dermatologie zeigen sich im Wirken Raymond Sabourauds (1864 bis 1938) und Paul Unnas (1850 bis 1929). Zu einem unabhängigen Spezialgebiet wurde die Dermatologie in den siebziger Jahren des 19. Jahrhunderts. Die Dermatologie war traditionsmäßig mit der Syphilologie und dem Studium der Geschlechtskrankheiten im allgemeinen verbunden.

Desensibilisierung. Methode zum Herabsetzen der Überempfindlichkeit.

Diagnose. Krankheitserkennung (von gr. *diagnoskein* – „durch und durch erkennen")

Elephantiasis. Anschwellung der Beine aufgrund der Degeneration der Lymphe.

Epikutantest. Testverfahren, mit dem man allergische Reaktionen feststellen kann.

Erysipel. Wundrose, ansteckende Entzündung der Haut.

Erythema exsudativum multiforme. Scheibenrose, vielgestaltige Hautrötungen, z.B. mit Knoten.

Eryhtema infektiosum. Harmlose, aber ansteckende Infektionskrankheit mit großfleckigem rosafarbenem Hautausschlag.

Erythema nodosum. Entzündliche Rötung der Haut, speziell an den Unterschenkeln mit Bildung schmerzhafter roter Knoten.

Erythodermia. Ausgedehnte, großflächige, entzündliche Rötung der Haut.

Exanthem. Hautausschlag.

Furunkel. Tiefreichende, akut-eitrige Entzündung und Einschmelzung des Haarbalgs und seiner Umgebung.

Gürtelrose. Virusbedingte ziemlich schmerzhafte Hautkrankheit (Nerven-Virus), die sich meist durch die gürtelförmige Anordnung der Bläschen auszeichnet.

Herpes simplex. Kleine, unscheinbare Lippenbläschen, die oft recht rasch wieder abheilen, manchmal aber auch sich auf die ganzen Lippen oder auch andere Stellen ausdehnen können.

Herpes zoster. Gürtelrose.

Histologie. Gewebslehre.

Histopathologie. Lehre von den krankhaften Veränderungen der Gewebe bei Mensch, Tier und Pflanze.

Hormon. Vom Körper gebildeter Wirkstoff, der eine bestimmte Körperfunktion reguliert.

Ichtyosis. Hautleiden mit übermäßiger Trockenheit, Abschuppung sowie abnormer Verhornung der Haut infolge veränderter oder fehlender Talg- und Schweißdrüsenabsonderung.

Impetigo contagiosa. Eitergrind, entzündliche Erkrankung der Haut mit charakteristischer Blasenbildung.

Immunologie. Lehre von den Abwehrkräften.

Immunsuppression. Abschwächung oder Unterdrückung einer Immunreaktion.

Immunzellen. Abwehrzellen, zum Abwehrsystem des Körpers gehörend.

Karbunkel. Ansammlung mehrerer dicht beieinanderstehender und ineinanderfließender Furunkel.

Karzinom. Krebsgeschwulst.

Katarakt. Grauer Star; die Linse des Auges wird trüb.

Keratose. Übermäßige Verhornung der Haut.

Kortison. Hormon der Nebennierenrinde.

Lepra. Aussatz.

Lupus erythematodes. Zehenflechte, entzündliche Hautkrankheit mit vielgestaltigem Krankheitsbild, charakterisiert durch bläulichrote Hautflecken.

Lupus vulgaris. Tuberkulöse Erkrankung der Haut, charakterisiert durch Hautknötchen, die in Geschwüre übergehen und mit Narben abheilen können.

Nebennierenrinde. Außenschicht der Nebenniere; diese ist ein kleines halbmondförmiges Organ, das auf jeder Niere kappenartig aufsitzt.

Papel. Flaches Hautknötchen bis linsengroße Hauterhebung.

Pemphigus. Blasensucht der Haut und der Schleimhäute.

Psoriasis. Schuppenflechte.

Psychopharmaka. Zusammenfassende Bezeichnung für verschiedene Arzneimittel, die eine steuernde (dämpfende, beruhigende, stimulierende usw.) Wirkung auf die psychischen Abläufe des Menschen ausüben. Sie werden von vielen Experten als höchst gefährlich bezeichnet.

Pyodermien. Durch Eiterungen verursachte Erkrankung der Haut.

Rosacea. Besonders bei Frauen im höheren Lebensalter auftretende chronische Hautkrankheit mit charakteristischer Rötung, Hautabschuppung und Knötchenbildung im Bereich der Gesichtshaut infolge der Blutgefäße.

Scabies. Milben.

Sklerodermie. Krankhafte Quellung des Bindegebes, die mit Verhärtung und Verdünnung der Haut endet.

Stoffwechsel. Gesamtheit der Lebensvorgänge, bei denen der Organismus Stoffe (z.B. Aufbau- und Energiestoffe) von außen aufnimmt, sie in seinem Innern chemisch umsetzt und andere Stoffe (z.B. Abbauprodukte) nach außen abgibt.

Syphilis. Als chronische Infektionskrankheit verlaufende, wegen ihrer Spätfolgen gefürchtete Geschlechtskrankheit.

Ulcus cruris. Unterschenkelgeschwür, im Volksmund „offenes Bein“ genannt.

Viren. Kleinste Lebewesen, welche nicht auf künstlichem Nährboden züchtbar sind, da sie vom Stoffwechsel der Zellen leben. Viren sind Krankheitserreger vor allem für Infektionskrankheiten.

Zellulitis. Vermehrte Einlagerung von Fett und Wasser im Unterhaut-Zellgewebe.

Literaturverzeichnis

H. Ackerknecht: Geschichte der Medizin, Stuttgart 1979

P. Altmeyer/H. Holzmann: Lexikon der Dermatologie, Berlin 1986

Dr. Bernard A. Bäker: Gesunde Haut, Stuttgart 1984

E. Besnier/L. Brocq/Louis Jaquet: Pratique dermatologique, 4 Bände, Paris 1900 bis 1904

A. Brauchle: Naturheilkunde des praktischen Arztes, Stuttgart 1953

Dr. M. O. Bruker: Idealgewicht ohne Hungerkur, Lahnstein 1987

J. Jadassohn/Julius Springer: Handbuch der Haut- und Geschlechtskrankheiten, 23 Bände, 1927 bis 1931

Dr. Josef H. Kaiser: Kneippkur richtig durchgeführt, München 1981

Dr. Josef H. Kaiser: Kneippsche Hydrotherapie, Bad Wörishofen 1981

Klaus Kempe/H. A. Mehler: Managergeheimnisse, München 1988

Hermann Keppler/H. A. Mehler: Der sanfte Schrei, Das Leiden an der Psychiatrie, München 1986

Hermann Keppler/H. A. Mehler: Fastenkuren, Niedernhausen 1987

Hermann Keppler/H. A. Mehler: Wie mache ich mich als Heilpraktiker selbständig, Bonn-Bad Godesberg 1985

Dr. Thomas G. Kroiss: Kann Gesundheit gemessen werden, Wien 1987

Prof. Dr. med. Rona MacKie: Ekzeme und Dermatitis, Wien 1984

Franz Mracek: Atlas der Hautkrankheiten, mit einem Grundriß der Pathologie und Therapie, 1899, 1904 und 1905

Erich Rauch: Heilung der Erkältungs- und Infektionskrankheiten, Heidelberg 1967

Nasemann/Sauerbrey: Lehrbuch der Hautkrankheiten und venerischen Infektionen, Berlin, Heidelberg, New York 1979

Wolfgang Spiller: Neurodermitis, Steinbach 1988

Prof. Stemmann: Neurodermitis ist heilbar. c/o Selbsthilfegruppe für Neurodermitis, Kegelgasse 34 – 38/I/20 A-1030 Wien

Richard Toellner: Illustrierte Geschichte der Medizin, Salzburg 1986

Erdmann Wingert: Wasser ist Leben, München 1988

Adressen von Selbsthilfegruppen

Kontaktadressen von Selbsthilfegruppen zu speziellen Hautkrankheiten:

Allergiker- und Asthmatikerbund e.V.
Hindenburgstr. 110
4050 Mönchengladbach
02161/183024

Arbeitsgemeinschaft Allergiekrankes Kind
– Hilfen für Kinder mit Asthma, Ekzem oder Heuschnupfen – e.V.
Hauptstr. 29
6348 Herborn
02772/41237

Deutscher Neurodermitiker Bund e.V.
Mozartstr. 11
2000 Hamburg 76
040/2205757

Bundesverband Neurodermitiskranker in Deutschland e.V.
Sabelstr. 39
Postfach 1405
5407 Boppard 1/Rhein
06742/2598

in Östereich:
Selbsthilfegruppe für Neurodermitis
Kegelgasse 34 – 38/I/20
1030 Wien

Deutscher Psoriasis Bund e. V.
Oberaltenallee 20 a
2000 Hamburg 76
040/2 27 09 85/86

Selbsthilfegruppe Sklerodermie in Deutschland e. V.
Ringstr. 12
6360 Friedberg 5
0 60 31/24 80 oder 0 64 21/7 81 07
Bei diesen Adressen können auch Anschriften von Selbsthilfegruppen an Ihrem Wohnort bzw. Ihrer Region erfragt werden. Information, gibt darüber hinaus die

Nationale Kontakt- und Informationsstelle zur Anregung und Unterstützung von Selbsthilfegruppen (NAKOS)
Albrecht-Achilles-Str. 65
1000 Berlin 31
0 30/8 91 40 19

Der Autor

Dr. med. Thomas Kroiss

geb. 1948 in Wien

Besuch der Universität Wien bis zum „Doktor der ges. Heilkunde“ (med. univ.)
1979 Eröffnung einer Praxis in Wien
Ausbildung zum praktischen Arzt (Arzt für Allgemeinmedizin)
Weiterführende medizinische Studien in den USA, England, der Bundesrepublik Deutschland und Österreich
1986 Gründung der „Österreichischen Gesellschaft für Alternative Medizin“
1987 Herausgeber der Zeitschrift „Medizin & Natur“

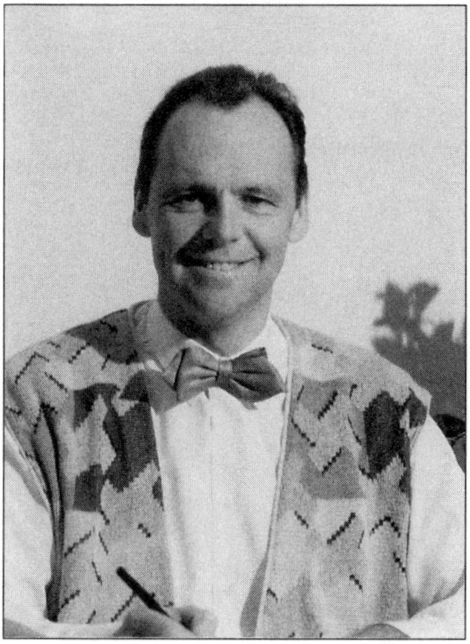

Dr. Thomas Kroiss ist Verfasser zahlreicher Artikel in verschiedenen Zeitschriften

Desanka Petricevic-Riedl • Günter Zühlke

Allergien

Die sanfte Revolution einer neuen Heilmethode

Allergien sind ein spezielles – und äußerst persönliches – Problem.

Inzwischen versteht man unter diesem Begriff nicht nur die „klassischen“ Allergien, wie Pollen- oder Hausstaub-Allergien. Man weiß inzwischen, daß auch **Schadstoffe** in der **Nahrung**, im **Boden** und in der **Luft** Verursacher oder Auslöser lästiger Hautprobleme – eben von Allergien – sein können, die manchmal sogar zu chronischen Leiden führen.

In diesem Buch geht es darum, Entdeckungen einer **neuen Heilmethode** anhand von **Fallbeispielen** auf leicht verständliche Art vorzustellen.

Weiter werden dem Leser **nützliche Hinweise** und Tips vermittelt, wie er Allergien mit Hilfe seines Arztes und eben dieser neuen Methoden therapieren kann.

Ein Muß für den Betroffenen!

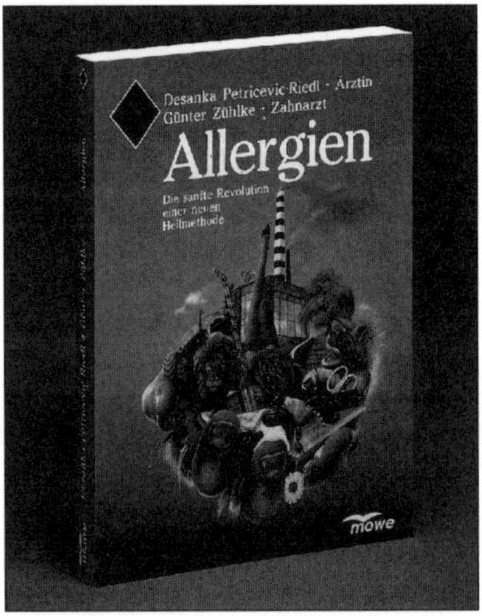

200 Seiten, Paperback, 150 x 210 mm,

ISBN: 3-925127-17-8

Preis: DM 29,80

mowe
verlag

Für eilige Bestellungen

Telefon: 0 61 26 – 51 03 8
Telefax: 0 61 26 – 13 25